Verlag von Julius Springer in Wien I

In Verbindung mit den Büchern der Ärtzlichen Praxis und nach den gleichen Grundsätzen redigiert, erscheint die Monatsschrift

Die Ärztliche Praxis

Unter steter Bedachtnahme auf den in der Praxis stehenden Arzt bietet sie **aus zuverlässigen Quellen sicheres Wissen** und berichtet in kurzer und klarer Darstellung über alle Fortschritte, die für die ärztliche Praxis von unmittelbarer Bedeutung sind.

Der Inhalt des Blattes gliedert sich in folgende Gruppen:

Originalbeiträge: Diagnostik und Therapie eines bestimmten Krankheitsbildes werden durch erfahrene Fachärzte nach dem neuesten Stand des Wissens zusammenfassend dargestellt.

Fortbildungskurse: Die internationalen Fortbildungskurse der Wiener medizinischen Fakultät teils in Artikeln, teils in Eigenberichten der Vortragenden. Das Gesamtgebiet der Medizin gelangt im Turnus zur Darstellung.

Seminarabende: Dieser Teil gibt die Aussprache angesehener Spezialisten mit einem Auditorium von praktischen Ärzten wieder.

Neuere Untersuchungsmethoden: Die Rubrik macht mit den neueren, für die Praxis geeigneten Untersuchungsmethoden vertraut.

Zeitschriftenschau: Klar gefaßte Referate sorgen dafür, daß dem Leser nichts für die Praxis Belangreiches aus der medizinischen Fachpresse entgeht.

Der Fragedienst vermittelt jedem Abonnenten in schwierigen Fällen, kostenfrei und vertraulich, den Rat erfahrener Spezialärzte auf brieflichem Wege. Eine Auswahl der Fragen wird ohne Nennung des Einsenders veröffentlicht.

Die Ärztliche Praxis kostet **im Halbjahr zurzeit Reichsmark 3.60** zuzüglich der Versandgebühren.
Alle Ärzte, welche die Zeitschrift noch nicht näher kennen, werden eingeladen, Ansichtshefte zu verlangen.

Innerhalb Österreich wird die Zeitschrift nur in Verbindung mit dem amtlichen Teil des Volksgesundheitsamtes unter dem Titel „Mitteilungen des Volksgesundheitsamtes" ausgegeben.

DIE ERKRANKUNGEN DER PROSTATA
INSBESONDERE DIE
PROSTATAHYPERTROPHIE

VON

PRIVATDOZENT DR. **THEODOR HRYNTSCHAK**

MIT 25 ABBILDUNGEN

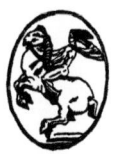

SPRINGER-VERLAG WIEN GMBH 1932

ISBN 978-3-662-42269-4 ISBN 978-3-662-42538-1 (eBook)
DOI 10.1007/978-3-662-42538-1

ALLE RECHTE, INSBESONDERE DAS DER ÜBERSETZUNG
IN FREMDE SPRACHEN, VORBEHALTEN

COPYRIGHT 1932 BY SPRINGER-VERLAG WIEN
URSPRÜNGLICH ERSCHIENEN BEI JULIUS SPRINGER IN VIENNA 1932

Inhaltsverzeichnis.

	Seite
Anatomie und Physiologie der Prostata	1
Anatomie	1
Physiologie	3
Die Untersuchung der Prostata	4
Prostatitis	4
Die akute Prostatitis und der Prostataabszeß	5
Die chronische Prostatitis	10
Prostatakongestion	16
Prostatorrhoe und Spermatorrhoe	17
Prostatasteine	18
Tuberkulose der Prostata	20
Die Prostatahypertrophie	22
Pathologische Anatomie	22
Anatomische und funktionelle Folgezustände der Prostatahypertrophie	27
Ätiologie der Prostatahypertrophie	30
Klinisches Bild der Prostatahypertrophie	32
Erstes Stadium der Prostatahypertrophie (Guyon)	32
Zweites Stadium der Prostatahypertrophie (Guyon)	33
Bedeutung und Auswirkung des Restharns	34
Drittes Stadium der Prostatahypertrophie (Guyon)	38
Untersuchung und Diagnose der Prostatahypertrophie	41
Anamnese	41
Äußere Untersuchung	43
Harnuntersuchung	44
Die Untersuchung mittels des Katheters	46
Zur Technik des Katheterismus	46
Über die Entleerung der Blase	51
Rektale Untersuchung der Prostata	53
Cystoskopische Untersuchung bei Prostatahypertrophie	55
Röntgenuntersuchung bei Prostatahypertrophie	56
Nierenfunktionsprüfungen	58
1. Die Indigokarminprobe	59
2. Die Reststickstoffbestimmung	60
3. Der Verdünnungs-Konzentrations-Versuch	61
Die Behandlung der Prostatahypertrophie	65
Allgemeiner Teil	65
Spezieller Teil	67
Durchführung der Behandlung in den einzelnen Gruppen	68

	Seite
I. Behandlungsgruppe	68
II. Behandlungsgruppe	73
Die Behandlung der akuten kompletten Harnverhaltung	78
III. Behandlungsgruppe	79
Durchführung der „vorbereitenden" Behandlung	82
Technik der Dauerkatheterbehandlung	86
Technik der Blasenfistelbehandlung	91
Komplikationen im Verlaufe der Prostatahypertrophie	93
1. Infektiöse Komplikationen	93
2. Blutungen	96
3. Steinbildung	97
4. Kongenitales Blasendivertikel	98
Operative Behandlung der Prostatahypertrophie	98
1. Die einzeitige Prostatektomie	99
2. Die zweizeitige Prostatektomie	102
Kontraindikationen gegen die Prostatektomie	102
3. Die endovesikale Behandlung	103
Nachbehandlung und Resultate der Prostatektomie	104
Das Prostatakarzinom	105
Sachverzeichnis	110

Vorwort.

Die Wichtigkeit der rechtzeitigen Erkennung und Behandlung der Prostataerkrankungen wird erfreulicherweise immer mehr und mehr auch von den praktischen Ärzten anerkannt. Die Notwendigkeit, die genaue Untersuchung eines Patienten nicht zu beenden, ohne vorher noch die Prostata palpiert zu haben, bricht sich immer mehr und mehr Bahn. Und damit wächst begreiflicherweise das Bedürfnis, einen kurzen Leitfaden an der Hand zu haben, der für die Praxis zusammengestellt in kurzer Form die entsprechenden Richtlinien darbietet.

Die Erkrankungen der Prostata können und dürfen nicht als isolierte Erkrankung eines einzelnen Organs aufgefaßt werden. Die Lage der Vorsteherdrüse am Kreuzungspunkt des Harn- und Geschlechtstraktes bringt es mit sich, daß einerseits Erkrankungen der Prostata Auswirkungen auf das Urogenitalsystem haben müssen, wie auch anderseits Erkrankungen dieses Organsystems auf die Prostata zurückwirken können. Darüber hinaus aber bestehen auch Beziehungen der Prostataerkrankungen zu allen übrigen Organsystemen des Körpers; viele Erkrankungen des Körpers können nur richtig gedeutet werden, wenn an die Prostata als Ursprungsort der Erkrankung gedacht und damit erst der Weg zur richtigen Diagnose eingeschlagen wird.

Gerade in dieser Hinsicht gebührt der Vergrößerung der Prostata, der sogenannten Prostatahypertrophie, eine besondere Beachtung. Die so überaus wichtige zeitgerechte Erkennung dieser Krankheit, die Erkennung und Wertung der durch sie verursachten, zunächst oft gar nicht auf die Prostata hinweisenden Symptome, nicht zuletzt die so verantwortungsvolle erste Untersuchung liegt in den Händen des praktischen Arztes. Kaum bei einer anderen Krankheit hängt so viel von dem richtigen Beginn der Behandlung ab wie bei der Prostatahypertrophie; die weitere Durchführung der Behandlung bei den bejahrten Patienten mit ihren geschädigten Organsystemen hat auf so viele Feinheiten Rücksicht zu nehmen, daß hiebei leicht schwere und verhängnisvolle Fehler begangen werden können.

Das Fehlen einer genauen und dabei vor allem auf die Praxis Rücksicht nehmenden Beschreibung der Behandlung der Prostatahypertrophie ist der Grund, daß dieser Krankheit der größte Teil des vorliegenden Büchleins gewidmet wurde, nicht zuletzt deshalb, da gerade bei dieser Krankheit unsere Heilerfolge durch eine sinngemäße Behandlung noch weitgehend verbessert werden könnten.

Ein sorgfältig ausgearbeitetes Schlagwortverzeichnis soll den Gebrauch des Büchleins als Nachschlagwerk in der Praxis erleichtern.

Wien, im September 1932.

Dr. Theodor Hryntschak.

Anatomie und Physiologie der Prostata.

Anatomie.

Die Prostata (Vorsteherdrüse), ein drüsiges Organ, umgibt ringförmig die Harnröhre knapp nach ihrem Austritt aus der Blase. Betrachtet man (Abbildung 1) die Prostata nach Entfernung der Harnröhre und Blase, so sieht man, daß sie an ihrer vorderen Fläche von der Harnröhre durchbohrt wird und gleichzeitig, daß der vor der Harnröhre, gegen die Symphyse zu liegende Teil des Prostata-„Ringes" nur eine dünne und schmale Gewebsbrücke bildet. Der Hauptteil der Drüse ist somit hinter der Harnröhre, gegen das Rektum zu, gelegen. Mit ihrem oberen Ende liegt die Vorsteherdrüse innig dem Blasenhals an. Außer von der Harnröhre wird die Prostata auch noch von den beiden Ductus ejaculatorii durchbohrt, die am Samenhügel münden; der vor den Ductus ejaculatorii liegende Drüsenanteil wird auch als praespermatischer, der hinter ihnen gelegene als retrospermatischer Teil bezeichnet (Abbildung 2). Der praespermatische Teil der Prostata kann auch mittlerer Prostatalappen genannt werden; der retrospermatische besteht aus den beiden großen, die Hauptmasse der Drüsensubstanz enthaltenden beiden Seitenlappen.

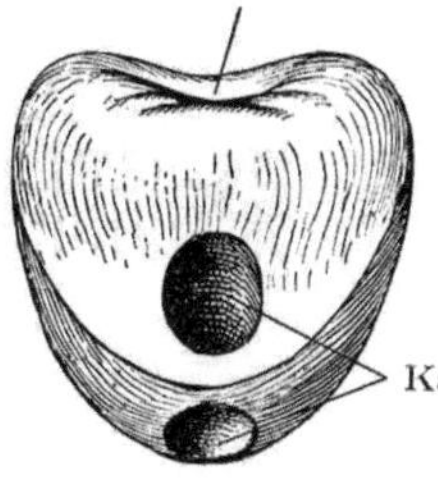

Abbildung 1. Die Prostata nach Entfernung der Blase und der Harnröhre von vorne gesehen. (Nach E. Zuckerkandl aus v. Frisch-Zuckerkandl, Handbuch der Urologie.)

Bei der rektalen Untersuchung können wir nur die beiden Seitenlappen und zwischen ihnen eine dünnere Gewebsschichte (Isthmus prostatae) als längs verlaufende mediane Furche (Sulcus prostatae) palpieren (Abbildung 3). Die normale Prostata, wie wir sie vom Rektum aus fühlen können, stellt sich als kartenherzförmiges, etwa kastaniengroßes Gebilde von weicher, elastischer Konsistenz dar. Ihre Abgrenzung gegen die Umgebung ist allseits eine scharfe, die Rektalschleimhaut ist über der Drüse leicht verschieblich. Führen wir den Finger tiefer, kranialwärts ein, so können wir in den meisten Fällen zwei spulrunde Stränge, die Ampullen der Vasa deferentia fühlen; die Samenblasen, lateral von den Ampullen gelegen, sind nur dann als längliche, elastische Gebilde einem deutlichen palpatorischen Nachweis zugänglich, wenn sie von Sekret gefüllt oder krankhaft verändert, verdickt sind.

Die Drüsensubstanz der Prostata besteht aus etwa 30 bis 50 Läppchen, deren Ausführungsgänge jederseits des Samenhügels

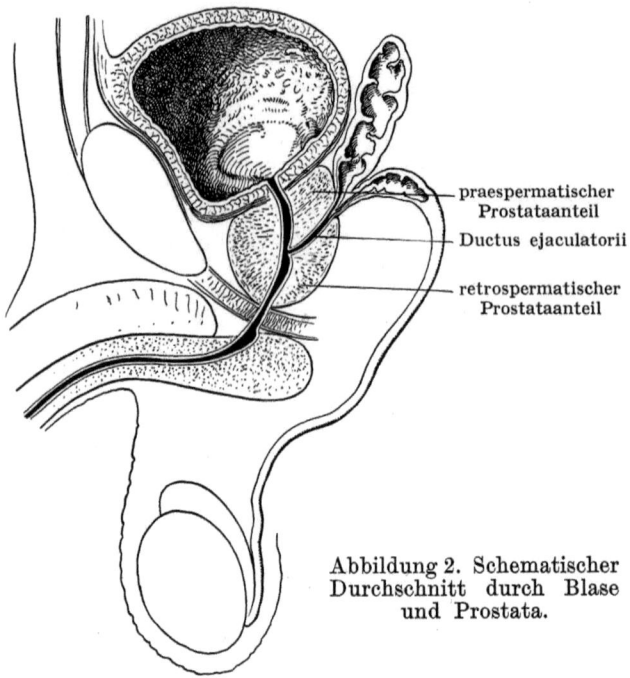

Abbildung 2. Schematischer Durchschnitt durch Blase und Prostata.

in die Urethra prostatica münden. Zwischen den einzelnen Drüsenläppchen sind Muskelbündel angeordnet, die bei ihrer Kontraktion (während der Ejakulation) die Drüsenacini komprimieren und nach außen entleeren. Ein stärkerer, die Harnröhre zirkulär umfassender Muskelschlauch (Abbildung 9), der ebenfalls von Drüsenläppchen ganz durchsetzt ist, steht mit der Schließmuskulatur des Blasenhalses in Verbindung, gehört also streng genommen nicht zur eigentlichen Prostatamuskulatur.

Physiologie.

Beim Menschen wird im Gegensatz zum Tiere, bei dem die Sekretbildung in der Vorsteherdrüse abhängig von den Brunstperioden ist, ständig nach Erreichung der Pubertät Prostatasekret gebildet; doch kann man es als sicher annehmen, daß seine Menge in Abhängigkeit von der Sexualtätigkeit und von sexuellen Reizzuständen steht.

Das Prostatasekret, der Träger des charakteristischen Spermageruches, ist eine dünne, milchige Flüssigkeit von leicht alkalischer Reaktion. Entsprechend seinem wenn auch nur geringen Eiweißgehalt erhalten wir stets eine positive Eiweißreaktion im Harn, wenn es diesem beigemengt ist. Um Irrtümer zu vermeiden, sollen wir daher die Prostatapalpation erst dann vornehmen, bis wir Harn, sei es durch spontane Miktion, sei es durch Katheterismus zur Untersuchung gewonnen haben; denn jede selbst noch so zart durchgeführte Prostatauntersuchung führt zum Austritt von etwas Sekret aus der Drüse. Mikroskopisch finden wir im Prostatasafte zahlreiche stark lichtbrechende Lipoid- (Lecithin-) Körnchen, einzelne Epithelien (aus der Harnröhre oder der Prostata) und nur ganz vereinzelte Leukozyten, zuweilen auch geschichtete kleine ebenfalls lichtbrechende Körperchen, die Corpora amylacea.

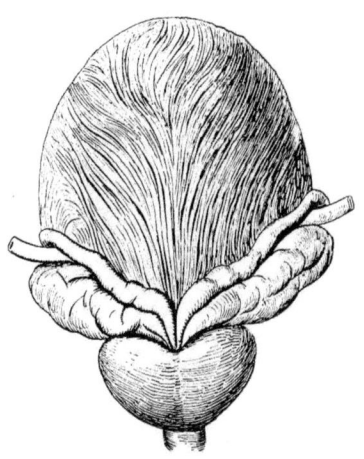

Abbildung 3. Blase, Prostata, die beiden Samenblasen und zwischen ihnen die Ampullen der Vasa deferentia, von hinten gesehen.

Der sich bei der Ejakulation innig mit dem Hoden- und dem Samenblasensekret vermischende Prostatasaft hat verschiedene Aufgaben: Durch die Verdünnung und Alkalisierung der Samenflüssigkeit gewinnen die Samenfäden erst ihre für die Befruchtung notwendige Beweglichkeit und jene Widerstandsfähigkeit, die sie befähigt, sich einige Zeit im weiblichen Geschlechtsapparat lebend zu erhalten. Durch die Einwirkung des Prostatasekretes auf die Absonderung der Samenbläschen erhält das Ejakulat erst seine dickflüssige gallertige Beschaffenheit. Diese koagulierende Fähigkeit der Absonderung der Prostata hat beim Menschen nur eine geringe Bedeutung, bei den Nagetieren dagegen wird das zum Schluß erst ausgestoßene Samenblasensekret dadurch in eine feste gallertige Masse verwandelt, die die Vagina verschließt und das Abfließen der dünnen Samenflüssigkeit verhindert.

Außer diesem Einfluß auf die Samenflüssigkeit wird der Prostata auch eine innere Sekretion zugeschrieben; trotz der vielen zur Lösung dieser Frage unternommenen Versuche läßt sich aber darüber derzeit noch nichts Genaues aussagen. Sicher dagegen ist die Abhängigkeit des Prostatawachstums vom Hodenparenchym; die Entfernung der Hoden ist stets von einer Atrophie der Prostata gefolgt.

Die Untersuchung der Prostata.

Für den praktischen Arzt kommt hauptsächlich die rektale Untersuchung der Prostata in Betracht.

Die rektale Untersuchung nehmen wir auf die Weise vor, daß wir den mit einem Gummifingerling geschützten und gut mit Vaseline eingefetteten Zeigefinger ins Rektum einführen. Der Patient steht dabei vor uns und beugt seinen Oberkörper nach vorne ab. Bei fettleibigen Männern, bei denen es schwer fällt, in dieser Stellung die obere Zirkumferenz der Prostata und die Samenblasen zu erreichen, ist es zu empfehlen, daß der Kranke sich geradezu auf unseren Zeigefinger daraufsetzt, wobei der Untersucher den Ellbogen seiner rechten Hand auf seinen Unterschenkel stützt; aus der Abbildung 4 geht die Stellung des Patienten und des Untersuchers gut hervor. In Fällen von Prostatahypertrophie ist die Untersuchung am besten am liegenden Kranken auszuführen (siehe darüber Seite 53).

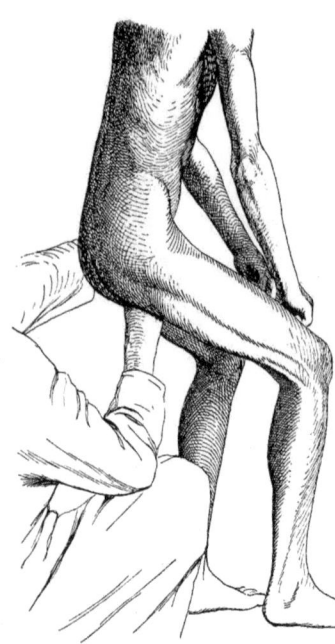

Abbildung 4. Rektale Untersuchung der Prostata und Samenblasen nach Picker (nach Buschke-Langer).

Prostatitis.

Die Entzündung der Vorsteherdrüse verdankt ihre Entstehung einer Einwanderung von Bakterien, die zumeist von der Harnröhre oder der Blase aus (urogene Infektion), seltener metastatisch (hämatogene Infektion) und nur ausnahmsweise auf dem Lymphwege stattfindet.

Das typische Beispiel einer urogenen Infektion ist die im Verlauf einer nach rückwärts fortschreitenden Urethritis gonorrhoica entstehende Prostatitis, die freilich auch im Verlauf jeder anderen mit bakterienhältigem Harn einhergehenden Erkrankung eintreten kann. Vor allem dann, wenn hiebei Reize die hintere Harnröhre treffen, wie wiederholtes, unsachgemäßes Einführen von Kathetern oder Sonden oder brüsk durchgeführte Prostataexpressionen. Auch die Dauerkatheterbehandlung, die ja stets mit einer traumatischen Urethritis einhergeht (siehe Seite 93), gibt oft den Anlaß zu einer auf die Prostatadrüse übergreifenden eitrigen Entzündung.

Die metastatische Prostatitis entsteht im Anschluß an irgendeine (oft recht unbedeutende) bakteriell bedingte Erkrankung anderer Körperorgane, und zwar im Anschluß an Furunkeln, Abszesse (Panaritien), Angina, Appendicitis, aber auch an Grippe, Typhus, Parotitis. Insbesondere scheint der Diabetiker zur Ausbildung hämatogen entstehender Prostataabszesse zu neigen. Für den Praktiker ist die Kenntnis gerade der metastatischen Prostataeiterung von ganz besonderer Wichtigkeit, da hochfieberhafte, oft septisch verlaufende Krankheitszustände vorliegen können, ohne daß zunächst eindeutige Hinweise auf eine Prostataerkrankung vorhanden sein müssen.

Die lymphogene Infektion nimmt ihren Ausgangspunkt von Entzündungen in der Umgebung des Afters oder des Enddarmes, sie besitzt vom praktischen Standpunkt aus nur ein geringes Interesse.

Wenn auch die Erkrankungen der Samenblasen nicht Gegenstand der vorliegenden Besprechung bilden, so muß dennoch mit einigen Worten auf die Rolle hingewiesen werden, die die Samenblasen bei Entzündungen der Prostata spielen. Prostata und Samenblasen sind infolge ihrer räumlichen Nähe und ihrer Zugehörigkeit zu dem gleichen Organsystem oft in gleicher Weise von der entzündlichen Noxe betroffen. Eine Prostatitis ist öfter, als man annehmen möchte, auch von einer Entzündung der Samenblasen, einer Spermatocystitis begleitet. Es erscheint daher untunlich, bei der Besprechung der Prostatitis die der Spermatocystitis zu übergehen, schon aus dem Grund, da eine isolierte Behandlung lediglich der Prostata bei Mitbeteiligung der Samenblasen von vornherein zum Fehlschlagen verurteilt wäre.

Die akute Prostatitis und der Prostataabszeß.

Pathologisch-anatomisch und klinisch unterscheiden wir drei Formen von akuter Prostataentzündung, die zuweilen ohne scharfe Grenzen ineinander übergehen können.

1. Die Prostatitis catarrhalis. Hier ist die Entzündung mehr oder minder nur auf die Oberfläche der Drüsenhohlräume beschränkt, die von desquamierten Epithelien, von Eiterzellen und Bakterien erfüllt sind. Bei der rektalen Palpation finden wir eine vielleicht etwas druckschmerzhafte, leicht kongestionierte, aber nicht wesentlich vergrößerte Drüse.

2. Die Prostatitis follicularis (glandularis). Die Entzündung hat hier einen höheren Grad erreicht, es kommt dabei zu einem Verschluß einzelner oder zahlreicher Ausführungsgänge und damit zu einer Eiterretention und Ausweitung einzelner Prostataläppchen, die dann, wenn sie nahe der palpablen Oberfläche liegen, als kleine, knötchen- (follikel-) artige Vorwölbungen zu tasten sind. Außerdem ist es hier stets schon zu einer kleinzelligen Infiltration um die Drüsengänge herum und zu einer ödematösen Durchtränkung des interstitiellen Gewebes gekommen. Bei der rektalen Palpation ergibt sich dann eine deutliche Vergrößerung zumeist beider Prostatalappen, die sich elastisch gespannt anfühlen.

3. Die parenchymatöse Prostatitis. Bei ihr hat das Ergriffensein des die Drüsenschläuche umgebenden interstitiellen Gewebes weitere Fortschritte gemacht, entweder in Form einer stärkeren entzündlichen Infiltration und eines Oedems, oder aber in Form zahlreicher kleiner miliarer Abszeßchen. Rektal finden wir hier eine starke Schwellung, die nicht stets beide Lappen in gleicher Weise umfassen muß und oft so mächtig ist, daß wir das Gefühl einer Fluktuation (Pseudofluktuation) gewinnen. Diese Form der Prostatitis ist sehr schwer abzugrenzen von dem eigentlichen

4. Prostataabszeß. Beim Prostataabszeß handelt es sich um einen größeren eitrigen Einschmelzungsherd oder eine Konfluenz mehrerer kleinerer Abszeßchen. Hier ist fast stets der eine Lappen viel stärker als der andere vergrößert; ob eine deutliche einwandfreie Fluktuation nachweisbar ist oder nicht, hängt von der Lage, der Entfernung der Eiteransammlung von der rektal palpablen Oberfläche, von dem Grad der ödematösen Durchtränkung des dazwischenliegenden Prostatagewebes und von der Größe des Abszesses ab.

5. Das Übergreifen der Entzündung auf das periprostatische Gewebe kann in Form einer entzündlichen Durchtränkung dieses vorkommen oder aber ein Prostataabszeß bricht dorthin durch, ein glücklicherweise seltenes Ereignis, das dann weiterhin zu einem Durchbruch gegen das Rektum oder das Perineum, aber auch gegen das Peritoneum, Fossa ischiorectalis usw. führen kann. Klinisch äußert sich die Periprostatitis in einer mehr oder minder aus-

gesprochenen Sukkulenz des Gewebes zwischen Prostata und Rektum, dessen Schleimhaut unverschieblich fixiert ist; in vorgeschrittenen Stadien ist die Prostata stark vergrößert und verbreitert und ihre scharfe Begrenzung gegen die Umgebung ist verwischt.

Für den Praktiker wichtig ist die Kenntnis, daß er bei einer Periprostatitis, aber auch schon bei jeder Prostatitis follicularis oder parenchymatosa mit Thrombosen oder Thrombophlebitiden in dem mächtigen, die Prostata umgebenden Venenplexus zu rechnen hat. Da von hier aus schwerste septischembolische Prozesse ihren Ausgangspunkt nehmen können, muß man in solchen Fällen die Palpation mit außerordentlicher Vorsicht und Zartheit vornehmen.

Symptome. In den Anfangsstadien und bei nur geringerer Schwellung (Prostatitis catarrhalis und follicularis), wie sie zumeist im Verlauf einer akuten Urethritis posterior gonorrhoica zu beobachten ist, beschränken sich die Beschwerden auf ein Gefühl des Druckes und der Schwere im Perineum und ein gesteigertes Miktionsbedürfnis, wobei zuweilen initiale, vor allem aber „terminale" Haematurie und Schmerz als Zeichen der Mitbeteiligung der Schleimhaut des Blasenhalses bestehen können. Geringe Temperatursteigerungen können vorkommen. Nimmt die Schwellung zu (Prostatitis parenchymatosa), so macht sich zumeist auch eine gewisse Erschwerung der Miktion geltend, dabei häufiger und besonders gegen Schluß der Miktion sehr schmerzhafter Harndrang. Es kann aber auch zu unvollständiger Blasenentleerung (Restharn) oder zu einer völligen Harnsperre kommen, die dann von starken Schmerzen und Blasenkrämpfen gefolgt ist (siehe darüber Seite 37). Die Stuhlentleerung ist niemals mechanisch behindert, doch kann das Vorbeigleiten harter Stuhlmassen an der entzündeten Prostata zu recht heftigen Schmerzsensationen Veranlassung geben; ist auch eine Schwellung der Rektalschleimhaut vorhanden, so klagen die Kranken über ein Fremdkörpergefühl im Mastdarm und dadurch hervorgerufenen wiederholten heftigen Stuhldrang. Bestehen bei Prostatitis parenchymatosa auch ohne Abszeßbildung schon Temperaturen um 39⁰, so können sie von wiederholten Schüttelfrösten begleitet sein, sobald es zur Bildung zahlreicher kleiner oder eines größeren Abszesses gekommen ist. In diesen Fällen finden wir nahezu stets eine völlige Harnverhaltung, heftigste Schmerzen in der Prostatagegend, die gegen die Kreuzgegend, in die Oberschenkel und charakteristischerweise auch gegen die Glans penis ausstrahlen, sowie ein schwer gestörtes Allgemeinbefinden und schlechtes Aussehen.

Verlauf und Behandlung. Die Prostatitis catarrhalis und follicularis bilden sich stets unter konservativer Behandlung zurück: Bettruhe, Regelung der Darmtätigkeit; wenn notwendig, schmerzstillende Medikamente, am besten in Form von Suppositorien (Verschreibung siehe Seite 75, nötigenfalls mit Zusatz von 0,01 Morphin). Um die Schwellung zum Rückgang zu bringen, lassen wir dem Patienten täglich 2- bis 3mal den Arzbergerschen Apparat (Abbildung 5) einführen, durch den er Wasser von Zimmertemperatur hindurchfließen lassen soll. Wird dieser „kühle" Arzberger nicht vertragen, tritt vielleicht sogar eine Steigerung der Beschwerden ein, so gehen wir auch in diesem Stadium schon zur Wärmeapplikation über; wir beginnen mit einer Wassertemperatur von 40° Celsius, die dann die nächsten Male bis auf 44° zu steigern ist. Gute Erfolge sind von einer parenteralen Eiweißtherapie zu erwarten: Eigenblut, beginnend mit 2 Kubikzentimeter intramuskulär und allmählich steigend bis auf 10 Kubikzentimeter und darüber; Aolan steigend von 2 bis 5 Kubikzentimeter intramuskulär; Novoprotin oder Caseosan, $1/4$ bis zu 2 Kubikzentimeter subkutan.

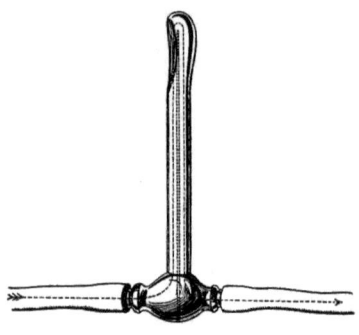

Abbildung 5. Arzbergerscher Apparat.

Auch bei der Prostatitis parenchymatosa werden wir die gleiche Behandlung durchführen; wenn es, was wir ja perkutorisch feststellen können, zu einer Ausbildung von Restharn gekommen ist, müssen wir diesen mittels eines dünnen Tiemannkatheters (Abbildung 16c) ablassen und schließen dann bei vorhandener Harntrübung gleich eine Blasenspülung an. Bei kompletter Harnsperre ohne Harntrübung ist die Katheterentleerung täglich zweimal notwendig, wenn wir nicht aus äußeren Gründen genötigt sind, den Harnabfluß durch Befestigen des Katheters (Dauerkatheter) zu sichern. Bei trübem eitrigen Harn ist der Dauerkatheter auf jeden Fall anzuraten (über die Technik siehe Seite 86). Zur Harndesinfektion ist anfangs, solange Reizerscheinungen seitens der Blase bestehen, Urotropin besser zu vermeiden und durch Salol (2 bis 3 Gramm täglich) oder Neotropintabletten (2 bis 5 Stück täglich durch 5 Tage) zu ersetzen. Am besten jedoch bewährt sich auch hier die Alkalisierung des Harns (siehe darüber Seite 71).

Bildet sich unter der beschriebenen Therapie das Fieber und die Schwellung nicht innerhalb von 5 bis 8 Tagen zurück, so müssen wir, wenn nicht das Wachsen eines Prostatalappens oder das Auftreten einer Fluktuation die Ausbildung eines größeren Abszesses sicher macht, das Vorhandensein zahlreicher kleiner Abszesse mutmaßen. In solchen Fällen müssen wir uns nach dem allgemeinen Krankheitsbild richten; auf keinen Fall dürfen wir zu lange zuwarten, ehe wir perineal eingehen und die Prostata operativ drainieren, da sich sonst nur allzu leicht septische Prozesse ausbilden könnten. Die Meinung, daß sich stets erst eine nachweisbare Fluktuation ausbilden muß, ehe wir operieren dürfen, ist völlig falsch, da es sich hier nicht um einen großen Einschmelzungsherd, sondern um zahlreiche kleine, über die ganze Drüse verstreute miliare Abszesse handelt. Die Eröffnung der Prostata, wobei keinesfalls Eiter in nennenswerter Menge zutage treten muß, ist dann von einem raschen Nachlassen des Fiebers und Rückbildung der Entzündung gefolgt.

Behandlung des Prostataabszesses. Haben wir aus einer stärkeren Schwellung der einen Prostatahälfte, die sich gespannt und druckschmerzhaft vorwölbt oder gar durch den Nachweis einer Fluktuation das Vorhandensein einer größeren Eiteransammlung wahrscheinlich gemacht, so sollen wir nicht auf den spontanen Durchbruch, der übrigens fast stets gegen die Urethra prostatica zu stattfindet, warten, vor allem dann nicht, wenn das Allgemeinbefinden stärker gestört ist, wenn hohes Fieber und eine komplette Harnverhaltung bei eitrigem Harn die baldigste Eröffnung des Abszesses geradezu fordern. Warten wir in solchen Fällen noch zu, so kann es zu weitgehenden Zerstörungen der Harnröhrenwand und zu periprostatischen Eiterungen kommen, Veränderungen, die eine endlose Nachbehandlung und oft irreparable Schädigungen (Fisteln, Strikturen und so weiter) mit sich bringen. Die rechtzeitig vorgenommene perineale Eröffnung und Drainage des Abszesses dagegen gibt die besten unmittelbaren und Dauerresultate, es kommt zu einer raschen und völligen Wiederherstellung des normalen Zustandes.

Entwickelt sich der Prozeß weniger stürmisch, ist die Eiteransammlung geringer und nahe der Harnröhre gelegen, so kann der Abszeß spontan in die Harnröhre durchbrechen; es kommt zu einem plötzlichen reichlichen Eiterabfluß durch die Urethra mit Abklingen des Fiebers, Wiederherstellung der Miktion, Nachlassen der Schmerzen und Besserung des Allgemeinbefindens. Oft ist damit dann die endgültige Heilung in die Wege geleitet. War aber die Entleerung des Eiters gegen die Harnröhre zu ungenügend, dann tritt eine neuerliche Eiterretention und Temperatursteigerung ein, so daß sich ein außerordentlich langwieriger schleppender Krankheitsverlauf ausbilden kann. Ist man dann gezwungen, doch noch perineal den Abszeß zu eröffnen, so kann leicht eine Harnfistel entstehen, die zu ihrer Heilung eine längere Dauerkatheterbehandlung erfordert.

Über die bei der Prostatahypertrophie vorkommenden entzündlichen Erscheinungen siehe dort (Seite 95).

Die chronische Prostatitis.

Hier haben wir vier Formen zu unterscheiden. 1. Die einfache chronische Prostatitis, ein eitriger Katarrh der Drüsenacini mit geringer periazinöser Rundzelleninfiltration. 2. Die sklerosierende Prostatitis, bei welcher es zur Ausbildung zirkumskripter bindegewebiger derber Infiltrate gekommen ist. 3. Die chronische Prostataeiterung, zahlreiche Eiterhöhlen in der Drüsensubstanz, die mit den Ausführungsgängen oder der Harnröhre in Verbindung stehen. 4. Die chronische Periprostatitis.

1. Die einfache chronische Prostatitis ist jene Form der Prostataentzündung, die uns am häufigsten begegnet. Zumeist entsteht sie im Anschluß an eine Gonorrhoe, sei es hervorgehend aus einer akuten Prostatitis catarrhalis, sei es, daß sie sich schleichend ohne akute Symptome zu machen an eine Urethritis posterior anschließt. Ebenso kann sie aber auch bei bakteriellen Blasenaffektionen bestehen, wobei es dann nicht immer zu entscheiden ist, ob die Harninfektion (chronische Cystitis) oder die Prostatitis die primäre Erkrankung darstellt. Auf die Möglichkeit ihrer Entstehung durch Einführen von Instrumenten, durch einen Dauerkatheter und durch Darmstörungen wurde schon hingewiesen. Es scheint auch, daß ein unrichtiges Sexualleben (regelmäßig geübter Coitus interruptus, gehäufte Masturbation usw.), ebenso wie chronische, zu einer Kongestion führende Reize (Radfahren, Reiten) bei manchen Männern zu einer Art von Prostatitis führen können (siehe darüber den Abschnitt Prostatakongestion, Seite 16).

Die Bedeutung der chronischen Prostatitis liegt, ganz abgesehen von den subjektiven Beschwerden darin, daß sie als Herd für verschiedene Erkrankungen anzusehen ist. Wie oft ist ein chronischer Harnröhrenausfluß, der bis dahin einer langen lokalen Harnröhrenbehandlung getrotzt hat, nur dadurch zur Ausheilung zu bringen, daß das Vorliegen einer Prostatitis erkannt und diese durch entsprechende Behandlung zum Schwinden gebracht wurde. Das gleiche gilt von vielen immer wieder rezidivierenden Harntrübungen; nicht die Spülbehandlung, nicht die medikamentöse Harndesinfektion, wiewohl man darauf nicht verzichten darf, ist hier das Wichtigste, sondern vielmehr die gleichzeitige Behandlung einer Prostata- (Samenblasen-) Entzündung. Und schließlich gewinnt die Prostatitis als Herd einer chronischen Infektion in Fällen von rheumatischen Gelenks- und Muskelbeschwerden immer mehr Beachtung.

Symptome. Die chronische Prostatitis kann durch lange Zeit ohne jede subjektive Erscheinung einhergehen, was wir schon daraus erkennen können, daß sich krankhafte Symptome oft erst viele Jahre nach überstandener Gonorrhoe bemerkbar machen. Die von den Patienten vorgebrachten Beschwerden sind sehr verschiedener Art: Gefühl der Schwere im Damme, insbesondere nach längerem Sitzen; weit in den Rücken hinauf ausstrahlende Kreuzschmerzen; Reizerscheinungen seitens der Blase, wie leicht vermehrte Miktionsfrequenz, plötzlich stark auftretender und dann kaum zu beherrschender Harndrang, leichte Erschwerung am Beginne der Harnentleerung. Oder ein plötzlich auftretender und jeder lokalen Harnröhrenbehandlung trotzender Harnröhrenausfluß oder auch nur ein verklebtes Orificium; Miktions- und Defäkationsprostatorrhoe; nicht leicht sind die von den Patienten vorgebrachten sexuellen Beschwerden mit einer bestehenden Prostatitis in kausalen Zusammenhang zu bringen, wie Ejaculatio praecox, wiederholt auftretende und anhaltende Erektionen, gehäufte Pollutionen, sexuelle Schwäche bis zur Impotenz. Hier spielen auch nervöse Momente eine übergroße Rolle: die Angst der Schwächung durch den ständigen „Samenverlust" bei der Prostatorrhoe, die Angst, die Partnerin zu infizieren usw.

Die *Diagnose* der einfachen chronischen Prostatitis ist weniger aus dem rektalen Palpationsbefund als aus der mikroskopischen Untersuchung des exprimierten Sekretes zu stellen. Rektal können wir eine mehr oder minder normal zu wertende Drüse fühlen; bei der ungemein verschiedenen Größe der normalen Prostata ist die Unterscheidung, ob die Prostata etwas größer als normal ist oder nicht, nur schwer zu fällen. Auch die Konsistenzbeschaffenheit ist nur dann in positivem Sinne zu werten, wenn wir Konsistenzunterschiede in der Drüse selbst fühlen. Die Abgrenzung der Prostata gegen ihre Umgebung ist eine scharfe. Erst die mikroskopische Untersuchung des Sekretes bringt uns hier die Entscheidung; sie ist, da sie ja überdies so überaus einfach und rasch durchgeführt werden kann, in allen Fällen vorzunehmen.

Technik der Prostataexpression und der mikroskopischen Untersuchung des Prostatasekretes. Der Patient hat in zwei Gläser zu urinieren. Je nachdem, ob die zweite Harnportion klar oder trüb ist, gehen wir auf verschiedene Weise vor.

Ist die zweite Harnportion völlig klar, so nehmen wir jetzt am stehenden Patienten die Expression der Prostata vor, indem wir mit dem durch einen Gummifingerling geschützten und gut eingefetteten Zeigefinger die Drüse von ihrer Peripherie her konzentrisch gegen die Harnröhre zu ausdrücken oder ausstreichen; und zwar nicht mit der Fingerkuppe allein, sondern bei möglichst flach und gestreckt gehaltenem Finger mit seinem ganzen Endglied. Zum Schluß streichen wir noch die Urethra prostatica gegen die Urethra membranacea aus, so daß das dort angesammelte Sekret in die vordere Harnröhre abfließen muß. An der äußeren Harnröhrenmündung fangen wir das abtropfende, normalerweise milchigweiße Sekret auf dem Objektträger auf, trocknen es über der Flamme oder lassen es besser noch lufttrocknen und färben es mit Methylenblau. Mikroskopisch sehen wir im normalen Prostatasekret einige Epithelzellen, zahlreiche kleine sogenannte Prostatakörperchen (Lezithinkörperchen) und nur ganz vereinzelte Leukozyten. Bei der Prostatitis finden wir dagegen in jedem Gesichtsfeld mehrere Leukozyten oder aber das ganze Präparat besteht fast ausschließlich aus einzeln oder in Klümpchen gelagerten Eiterzellen; Lezithinkörperchen sind hiebei nicht aufzufinden. Außer auf Eiterzellen ist natürlich auch auf das Vorhandensein von Bakterien zu achten, wiewohl diesen für die Diagnose und Behandlung, es sei denn, daß es sich um Gonokokken handelt, keine entscheidende Bedeutung zuzuerkennen ist. Bei einer schweren Prostatitis, insbesondere, wenn auch schon kleinere gegen das Lumen zu offene und daher exprimierbare Abszesse vorliegen, verändert sich die Farbe des Exprimates, indem es eine mehr gelbliche oder grünliche Färbung annimmt und schon makroskopisch als eiterhältig zu erkennen ist.

Niemals darf sich die diagnostische Palpation, die diagnostische oder therapeutische Expression auf die Prostatadrüse allein erstrekken. Stets müssen wir auch trachten, in gleicher Weise einen Samenblasenbefund zu erheben. Nachdem wir die Prostata ausgedrückt und das abtropfende Sekret aufgefangen haben, gehen wir mit dem Finger tiefer, kranial und lateral über die Prostata hinaus, ein. Die normalen Samenblasen sind rechts und links über der Prostata gelegen, dort entweder gar nicht oder als weiche leicht eindrückbare längliche, ,,wurstförmige" Gebilde zu fühlen. Auch diese sind von oben nach unten zart auszustreichen und das gelatinöse weißliche Sekret in gleicher Weise wie das Prostatasekret auf dem Objektträger aufzufangen und zu untersuchen. Oft genügt aber schon die Massage der Prostata, um auch eine Samenblasenkontraktion und damit das Austreten von Samenblaseninhalt zu erreichen.

Im Samenblasensekret sind stets einzelne oder zahlreiche Samenfäden enthalten. Uriniert der Patient nach der Massage, so präsentiert sich das normale Expressionssekret als durchscheinende, sagokörnerartige Massen, während das pathologisch veränderte Sekret rein weiße oder gelbliche, nicht durchscheinende filzige Massen bildet.

Bei jeder therapeutischen Prostataexpression soll prinzipiell und stets auch eine Samenblasenexpression vorgenommen werden, so daß im weiteren, wenn der Einfachheit halber auch stets nur von einer Prostatamassage gesprochen wird, immer auch die gleichzeitige Samenblasenmassage darunter gemeint ist.

War dagegen die zweite Harnportion trüb, so müssen wir zuerst die Blase reinspülen und füllen; nachher uriniert der Patient die in der Blase belassene Spülflüssigkeit aus, wodurch auch in der Harnröhre befindliche Eiterzellen und Bakterien entfernt werden. Jetzt erst können wir die Massage der Prostata vornehmen; die im abtropfenden Sekret sich vorfindenden Leukozyten können dann mit Sicherheit als aus der Vorsteherdrüse stammend angenommen werden.

Behandlung. Die wichtigste Maßnahme ist hier die lege artis durchgeführte Expressionsbehandlung, die sogenannte Prostatamassage, die 2- bis 3mal wöchentlich vorgenommen werden soll. Die Massage darf, insbesondere die ersten Male, nur in einer zarten Ausstreichung der Drüse, $1/2$ bis 1 Minute lang, bestehen; später dann, bis die dabei auftretenden unangenehmen Sensationen, die während den ersten Behandlungen zumeist als recht hochgradig geschildert werden, rasch abgenommen haben, kann man die Drüse schon etwas kräftiger ausdrücken.

Bei trübem Harn muß vorher die Blase rein gespült werden, entweder mittels eines dünnen Katheters oder — in Fällen von Urethritis gonorrhoica — besser mittels der Janetschen Methode. (Mittels einer leicht gehenden Blasenspritze mit Gummiolive oder mittels Irrigators wird bei geringem Druck, wobei der Patient lernen muß, seinen äußeren Schließmuskel zu entspannen, die Flüssigkeit ohne Katheter in die Blase gebracht.) Nachdem man sich vergewissert hat, daß die Spülflüssigkeit klar zurückläuft, läßt man 100 bis 200 Kubikzentimeter davon in der Blase zurück, die der Patient dann nach der Massage ausurinieren muß, um auf diese Weise das exprimierte Sekret vollständig nach außen zu bringen. Bei klarem Harn nehmen wir die Spülung erst nach der Massage vor oder ersparen uns die Spülung überhaupt und lassen den Patienten erst nach der Massage ausurinieren. In die solcherart von dem ausgedrückten Sekret gereinigte hintere Harnröhre können wir dann mittels des Guyonkatheters (Abbildung 16) Lapisinstillationen (¹/₄ bis ¹/₂ bis 1%) vornehmen, um die bei einer Prostatitis stets vorhandene Entzündung der Harnröhrenschleimhaut günstig zu beeinflussen. Hitzeapplikationen mittels des Arzberger-Apparates, jeden zweiten Tag 20 Minuten lang, sind eine wertvolle Unterstützung der Massagebehandlung und beschleunigen die Heilung oft in ausgesprochener Weise. Medikamentös trachten wir die Resorption der Entzündungsprodukte durch Rektalsuppositorien zu erleichtern, die Jod oder Ichthyol enthalten (Jodi puri 0,01, Kal. jod. 0,1, Butyri Cacao q. s. ut fiat. supp., D. tal. dos. No X; oder Ichthyoli 0,3, Butyri Cacao q. s. oder die sich gut bewährenden Jodex-Suppositorien). Vakzine- oder parenterale Eiweißtherapie ist bei der chronischen Prostataentzündung kaum jemals von nennenswerten Erfolgen begleitet, doch kann sie immerhin versucht werden.

Die Behandlung soll solange durchgeführt werden, bis das exprimierte Sekret keine Leukozyten mehr enthält. Wir können dann von einer völligen Heilung sprechen.

In allen Fällen, in denen sich die Prostatitis an eine akute Gonorrhoe anschließt, ist dieses Ziel auch zu erreichen. Nicht immer dagegen in veralteten Fällen, bei denen der Beginn der Entzündung entweder weit zurückliegt oder überhaupt nicht feststellbar ist. Hier begnügt man sich mit einer Serie von 15 bis 20 Massagen, die stets ausreichen, um einen Ausfluß oder Kreuzschmerzen zum Verschwinden zu bringen; eine längere Fortsetzung der Behandlung kann mehr Schaden als Nutzen stiften, insbesondere bei ängstlichen Patienten, die wir dadurch geradezu zu Sexualneurasthenikern erziehen würden. Auf diese Gefahr ist auch schon während der Behandlung durch entsprechende psychische Beeinflussung Rücksicht zu nehmen; einerseits dadurch, daß wir, wenn auch die Notwendigkeit einer Behandlung mit der Vermeidung späterer Komplikationen begründet wird, doch den jetzigen Zustand als eine leichte und sicher ausheilbare Erkrankung hinstellen, anderseits, indem wir es durchaus vermeiden müssen, bei einer chronischen gonokokkenfreien Prostatitis dem Patienten allzu strenge Vorschriften hinsichtlich Diät, Alkohol, Geschlechtstätigkeit zu geben. In vernünftigen Grenzen gestattet, entsteht dadurch keinerlei Schaden für die Krankheit selbst; man erweckt vor allem aber in dem Patienten nicht die Befürchtung, daß er ein kranker schonungsbedürftiger Mensch sei.

Ist bei einer chronischen Prostatitis nach einer Serie von Massagen und Installationen das mikroskopische Präparat noch nicht leukozytenfrei, so beende man besser für den Moment die Behandlung; der Patient soll noch einige Zeit hindurch 2mal wöchentlich den heißen Arzberger anwenden und dann nach einigen Monaten sich zur Kontrolle und weiteren Behandlung wieder vorstellen. Wobei man dann oft die angenehme Überraschung erlebt, daß der Rückgang der chronisch entzündlichen Erscheinungen schöne Fortschritte gemacht hat. Auch für diese Zeit braucht man — immer natürlich vorausgesetzt, daß es sich um keine Gonokokken führende Prostatitis handelt, in welchem Fall ja die Behandlung so wie so nicht unterbrochen werden dürfte — dem Patienten hinsichtlich Diät und Geschlechtsverkehr nur eine gewisse Mäßigung aufzuerlegen. Bewegung, Sport ist ohneweiters zu gestatten, mit Ausnahme vielleicht von Rad- oder Motorradfahren und Reiten, die durch die ständige Erschütterung und Druck auf die Perinealgegend anscheinend ungünstig auf nicht völlig normale Drüsen einwirken (siehe auch unter Prostatakongestion Seite 16).

1 a. Während man vielleicht die bisher beschriebene Form chronischer Prostatitis als diffuse Veränderungen im Parenchym auffassen kann, gibt es noch eine andere Form zirkumskripter Prostatitis, die in der Praxis nicht so selten auftritt und die der Differentialdiagnose erhebliche Schwierigkeiten bereiten kann. Es handelt sich um begrenzte Verhärtungen oder Knotenbildungen in einer nicht oder nicht sonderlich vergrößerten Drüse. Hier ist die Differentialdiagnose einerseits gegen Prostatastein, anderseits gegen das Karzinom nicht immer schon bei der ersten Untersuchung zu stellen. Ein Röntgenbild wird uns den Nachweis oder das Fehlen von Konkretionen erbringen; dem Karzinom gegenüber aber ist die Entscheidung schwerer zu fällen. Massage, Hitze- und Eiweißtherapie wird ergeben, ob sich die Verhärtung zurückbildet oder nicht verändert.

In solchen Fällen ist dringendst eine Röntgentherapie anzuraten, bei welcher das rasche Schwinden oder Einschmelzen der harten Knoten für die entzündliche Natur der Erkrankung zu werten ist. Immerhin wird man gut tun, solche Fälle auch weiterhin in Beobachtung zu halten.

2. Die sklerosierende Prostatitis besteht in Schrumpfungsprozessen im Drüsenkörper mit Bindegewebswucherung, die auch den Blasenschließmuskel mit einbeziehen können, wodurch es dann zu leichteren oder schwereren Störungen der Blasenentleerung kommt. In seiner klinischen Auswirkung entsteht dann durch diese Veränderung des inneren Blasensphinkters ein Krankheitsbild, das völlig dem der Prostatahypertrophie entspricht. Demzufolge hat man diese Erkrankung früher fälschlicherweise als „Prostatisme sans prostate" oder als Prostataatrophie bezeichnet. Ohne die zahlreichen, in verschiedenen Sprachen gebräuchlichen Bezeichnungen

für dieses Krankheitsbild hier anführen zu wollen, sei nur erwähnt, daß wir es heute am besten als Sklerose oder Starre des Blasenhalses bezeichnen. Die rektale Palpation ergibt ein recht wechselvolles Bild, eine kleine oder nur wenig in ihrer Größe veränderte, derbe, zuweilen harte höckrige Drüse. Der Nachweis subjektiver und objektiver Entleerungsstörungen, vor allem des Restharns, das Fehlen spinaler Ursachen, das Fehlen eines Prostataadenoms bei der cystoskopischen Besichtigung ermöglicht die Diagnose. Die Therapie besteht entweder in einer endoskopischen Inzision des Sphinkters oder in seiner partiellen Exzision von der eröffneten Blase aus.

3. Das seltene Krankheitsbild der chronischen Prostataeiterung, mehrerer oder zahlreicher schon längere Zeit bestehender und mit den Drüsenlumina oder Harnröhre kommunizierender Abszeßhöhlen wurde schon früher auf Seite 9 erwähnt. Auch hier empfiehlt sich eine vorsichtige Massagebehandlung mit nachfolgender Spülung.

4. Bei der chronischen Periprostatitis finden wir rektal ein hartes, höckeriges Infiltrat, das sich oft weit nach oben und nach beiden Seiten erstreckt und in dem es zumeist schwer fällt, die Prostata und die Samenblasen voneinander abzugrenzen. Einzelne erweichte Stellen wechseln mit steinharten Vorwölbungen ab. Der Harn ist in solchen Fällen stets stark getrübt.

Hier soll man auch in diesen chronischen Fällen anfangs nicht massieren, sondern durch täglich 2malige Hitzeanwendung, Eiweißinjektionen oder eine ganz vorsichtig durchgeführte Röntgentherapie eine Resorption der die Prostata und Samenblasen umgebenden Infiltrate abwarten. Während dieser Zeit verordnet man Blasenspülungen und eine medikamentöse Behandlung der Harninfektion. Erst später, bis das periprostatische Infiltrat geschwunden ist, hat die früher geschilderte systematische Massagebehandlung einzusetzen.

Prostatakongestion.

Bei der Prostatatakongestion handelt es sich um Fälle, bei deren Rektaluntersuchung wir eine deutlich vergrößerte, sehr weiche, oft geradezu schwammartige Drüse vorfinden; die Expression fördert hier ein sehr reichliches Sekret zutage, das oft mehrere Kubikzentimeter betragen kann. Mikroskopisch fehlen Leukozyten oder sind nur in leicht vermehrter Anzahl vorhanden.

Es handelt sich zumeist um Männer jenseits der Dreißig, die uns mit Klagen über recht unbestimmte Beschwerden im Damme, Druckgefühl, Kreuzschmerzen (vor allem nach längerem Sitzen) und wohl auch mit leichten Reizerscheinungen seitens der Blase aufsuchen. Ein Brennen oder ein Kitzeln in der hinteren Harnröhre zwingt sie, sich durch öfteres Harnlassen Erleichterung zu verschaffen. Vielfach ist eine Prostatorrhoe, vor allem bei der Stuhlentleerung vorhanden.

Dieses Krankheitsbild, das auch als aseptische Prostatitis bezeichnet wird, verlangt ein genaues Eingehen auf die Lebensgewohnheiten und das Sexualleben des Patienten, das in entsprechender Weise zu regeln ist (siehe darüber Seite 14); zur Behandlung genügt eine jede Woche oder jeden Monat einmal durchgeführte Expression der Prostata, natürlich nur, wenn man durch eine vorangegangene Untersuchung eine Erkrankung der Harnröhre (Striktur) und der Blase ausschließen konnte. Auch die Vornahme einer Röntgenaufnahme der Vorsteherdrüse (Steine) wird sich empfehlen. Eine lokale Behandlung (Sonden usw.) ist besser zu unterlassen. Papaverin-Belladonnasuppositorien (Seite 75) bei Blasenreizerscheinungen, Jod- oder Ichthyolzäpfchen (Seite 14) zur Förderung der Resorption können in sparsamer Weise verordnet werden.

Man achte auch stets auf Erkrankungen des Afters, die eine Ursache für eine kongestive Hyperaemie im Becken abgeben können.

Prostatorrhoe und Spermatorrhoe.

Physiologischerweise kommt es, außer bei der Ejakulation, zu keinem Austreten von Prostatasekret in die Harnröhre; ein überschüssig gebildetes Sekret dürfte der Rückresorption anheimfallen.

Tritt am Ende der Miktion, hervorgerufen durch die Kontraktionen der Perinealmuskulatur, oder bei hartem Stuhlgang, hervorgerufen durch den Druck der an der Prostata vorbeistreichenden Kotballen, Prostatasekret aus der Harnröhrenmündung aus, so sprechen wir von einer Miktions- oder von einer Defäkations-Prostatorrhoe. Makroskopisch findet man eine weißliche fadenziehende Flüssigkeit, mikroskopisch sieht man Epithelzellen, zumeist auch Leukozyten sowie einzelne Lecithinkörperchen. Differentialdiagnostisch ist an die Urethrorrhoea ex libidine (wasserklare, nur wenig viskose und nur wenige Epithelien enthaltende Flüssigkeit) und an eine Ansammlung von Phosphatsalzen in der Blase zu denken, die am Ende der Miktion zumeist unter geringen Schmerzen ausgepreßt werden. In diesen Fällen handelt es sich oft um eine Staphylokokken-Harninfektion, die ja besonders zum Ausfallen von Phosphat-Kalkkrümeln führt.

Die Ursache der Prostatorrhoe kann eine verschiedene sein; sie kommt vor bei chronischen Prostatitiden, bei Prostatakongestion und bei Sexualneurasthenikern. Es handelt sich dabei stets um eine überreiche Produktion von Sekret und eine allzu leichte Ansprechbarkeit der Kontraktionsfähigkeit der Prostatamuskulatur.

Therapeutisch ist vor allem der Patient von der Harmlosigkeit seines Zustandes zu überzeugen. In diesem Sinn ist auch eine allzu strenge Behandlung unbedingt zu vermeiden. Zweimal wöchentlich Prostatamassagen (falls sich Leukozyten im Sekret finden, sonst seltener), einige Silbernitrat-Instillationen auf den Colliculus, Regelung der Geschlechtstätigkeit wird die Prostatorrhoe zum Verschwinden bringen. In hartnäckigen Fällen, ebenso wenn sich zahlreiche Erythrozyten im Sekret finden oder wenn über Reizerscheinungen seitens der hinteren Harnröhre geklagt wird, ist es rätlich, eine Endoskopie der hinteren Harnröhre vornehmen zu lassen. Chronisch entzündliche Veränderungen des Colliculus seminalis, polypöse Wucherungen der Urethra prostatica oder am inneren Schließmuskel können auf diese Weise entdeckt und behandelt werden.

Sind dem am Ende der Miktion oder bei der Defäkation auftretenden Ausfluß Samenfäden in reichlicherer Menge beigemengt, so sprechen wir von einer Spermatorrhoe. Die Behandlung ist analog der Prostatorrhoe. Hier wie dort ist ja, wie bereits früher erwähnt wurde, die Prostataexpression stets mit einer Expression der Samenblasen zu kombinieren.

Prostatasteine.

Entsprechend der Seltenheit des Vorkommens von Prostatasteinen sollen darüber nur wenige Zeilen gebracht werden. Man unterscheidet:

1. Wahre oder endogene Prostatasteine, kleine Konkremente, die sich in den Drüsengängen selbst bilden (Abbildung 6) und

2. falsche oder exogene Steine, die sich in der Urethra prostatica vorfinden (Abbildung 7).

Zu den wahren Prostatasteinen sind die Corpuscula amylacea nicht zu rechnen, das sind kleine aus organischer Grundsubstanz bestehende, geschichtete und sich in jeder Prostatadrüse findende Körperchen; sondern nur die aus anorganischen Salzen, Phosphaten oder Oxalaten zusammengesetzten harten Steinchen, die röntgenologisch einen deutlichen Schatten ergeben und auf diese Weise leicht festgestellt werden können. Über ihre Entstehung ist wenig bekannt; ob die dabei zumeist mit vorkommende Prostatitis ihre Ursache oder nur Folge ist, läßt sich schwer feststellen. Die klinischen Erscheinungen decken sich im ganzen und großen mit denen der chronischen Prostatitis. Die Diagnose ist schon palpatorisch zu stellen, wenn man einzelne umschriebene Verhärtungen in der Prostata palpiert, an Prostatasteine denkt und zur Sicherstellung ein Röntgenbild anfertigen läßt, das eine Schattenbildung an entsprechender Stelle zeigt; oder aber wenn man bei der Palpation das deutliche Gefühl einer Krepitation, des Aneinanderreibens der einzelnen Steinchen gewinnt.

Therapeutisch sei man mit Massagen recht vorsichtig, da ja die Anwesenheit der harten Fremdkörper bei gleichzeitigem Druck

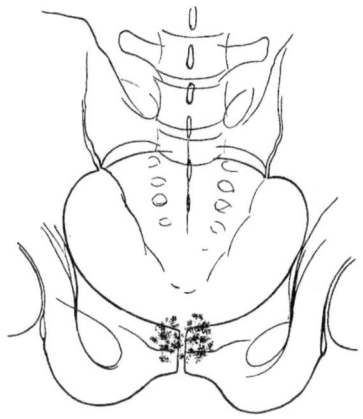

Abbildung 6. Wahre Prostatasteine. (Skizze nach einem Röntgenbild.)

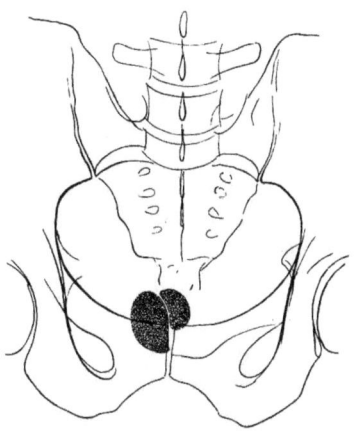

Abbildung 7. Falsche Prostatasteine, Steine in der prostatischen Harnröhre in einem Falle einer spinalen Erkrankung. (Skizze nach einem Röntgenbild.)

auf die Drüse zu Verletzungen führen könnte. Immerhin war es möglich, in einigen eigenen Fällen durch zarte Massagen und Blasenspülungen die begleitende Prostatitis soweit zu bessern, daß die Patienten von ihren Beschwerden, Druckgefühl der Dammgegend und Reizerscheinungen der Blase, befreit wurden. Nach Bedarf ist diese Behandlung zu wiederholen, ein Verschwinden der Leukozyten ist hier höchstwahrscheinlich kaum je erreichbar. Eine operative Behandlung wäre nur dann angezeigt, wenn schwere akute oder chronische Eiterungen hiezu zwingen.

Die Steine der prostatischen Harnröhre, exogene Prostatasteine, wandern von der Blase ein und bleiben dann in der Urethra liegen, wenn eine kongenitale oder erworbene Verengerung der Harnröhre ihre Austreibung verhindert. Ebenso wenn kongenitale (Divertikel der Harnröhre) oder erworbene (retrostrikturale oder spinale) Erweiterungen der Urethra prostatica vorliegen. Ein weiteres Wachstum der dort festgehaltenen Konkremente ist dann freilich möglich; erstreckt sich dieses durch den Blasenhals in die Blasenlichtung hinein, so spricht man von ,,Pfeifensteinen".

Größere Steine in der prostatischen Harnröhre sind bei der rektalen Palpation ohneweiters tastbar; bei anderen wieder erhält man beim Durchführen einer Sonde oder des Cystoskops durch die Harnröhre ein deutliches Gefühl des Reibens. Die Endoskopie der Harnröhre oder der Blase, ebenso eine Röntgenaufnahme werden die Diagnose vervollständigen.

Die exogenen Prostatasteine, eigentlich wohl richtiger als Harnröhrensteine zu bezeichnen, müssen operativ, je nach Lage des Falles suprapubisch durch die Blase oder vom Perineum aus entfernt werden. Zuweilen kann es auch gelingen, sie in die Harnblase zurückzustoßen, wo sie dann mittels des Lithotriptors zertrümmert werden können.

Tuberkulose der Prostata.

Niemals ist die tuberkulöse Erkrankung des Genitaltraktes die erste Tuberkuloselokalisation im Körper; sie entsteht vielmehr auf haematogenem Wege von der Lunge, den Drüsen, den Tonsillen oder dem Darme oder auf direktem Wege von einer Nierentuberkulose aus. Die tuberkulöse Erkrankung des Genitalapparates ist ein schönes Beispiel für die Zusammenhänge, die die einzelnen Teile eines Organsystems krankmachenden Schädigungen gegenüber zeigen. Selten ist oder bleibt nur ein Organ, Nebenhoden, Prostata oder Samenblasen isoliert betroffen, bald setzt sich die Infektion auf dem Blutoder Lymphweg oder durch die natürlichen Kanäle der Organe auf die anderen Teile des Genitaltraktes fort. Bei der ersten Lokalisation im Geschlechtsapparat spielt die Prostata eine besondere Rolle; Simonds konnte bei 200 Obduktionen von an Genitaltuberkulose verstorbenen Männern in 50% der Fälle als das zuerst befallene Organ die Prostata auffinden.

Symptomatologie und Verlauf. Die Tuberkulose der Prostata kann lange Zeit völlig symptomlos verlaufen, oft bringt erst das Auftreten einer Epididymitis den Patienten zum Arzt und erst dann kann man eine sicher schon längere Zeit bestehende spezifische Prostataveränderung entdecken. Zuweilen klagen die Patienten über ein unbestimmtes Druckgefühl im Damm, in die Glans ausstrahlende Schmerzen, insbesondere am Ende der Miktion, über allgemeine Mattigkeit und Nachtschweiß. Wenn es zu multiplen größeren Herden kommt, die dann einschmelzen können, so treten wegen der dabei vorhandenen stärkeren Mitbeteiligung der hinteren Harnröhre und des Blasenhalses heftige Schmerzen auf mit Pollakisurie und terminaler Haematurie; ebenso begreiflicherweise wenn, wie dies so oft vorkommt, auch eine Nieren-Blasen-Tuberkulose vorliegt. Eine sich hinzugesellende Mischinfektion kann zu einem großen Abszeß führen, der sich klinisch und auch in der Behandlung nicht von dem banalen Prostataabszeß unterscheidet.

Diagnose. Die rektale Palpation ergibt eine zumeist nicht oder nicht wesentlich vergrößerte Drüse, die an einzelnen Stellen, oft nur in einem Lappen, Unterschiede in der Konsistenz oder Unregelmäßigkeiten der Oberfläche erkennen läßt. Es handelt sich um einzelne umschriebene Verdickungen, derbe Infiltrate oder Knoten im Drüsenparenchym oder um solche, die über die Oberfläche vorragen. Selten findet man auch erweichte, eingeschmolzene Stellen. Oft kann man auch eine verdickte Ampulle des Vas deferens tasten, insbesondere, wenn gleichzeitig auch eine Veränderung einer Epididymis vorhanden ist. Von ganz besonderer Wichtigkeit ist hier die Untersuchung der Samenblasen; eine starke Schwellung, eine Verdickung, derbe Knoten in ihrer Wand machen die tuberkulöse Natur der Erkrankung sehr wahrscheinlich.

In weit vorgeschrittenen Fällen kann es entweder zu einer mächtigen Schwellung der Prostata kommen, die dann im ersten Moment als Prostatahypertrophie imponiert; oder aber das kleine Becken ist ausgefüllt von einem harten unregelmäßig gestalteten Infiltrat. In anderen Fällen wieder ist die Prostata von großen tuberkulösen Kavernen durchsetzt oder nahezu völlig zerstört.

Niemals darf man bei Verdacht auf Tuberkulose eine Massage der Prostata oder der Samenblasen vornehmen, ja selbst schon die diagnostische Palpation soll in solchen Fällen nur mit äußerster Zartheit gehandhabt werden; die Gefahr des Einbruchs tuberkelbazillenhältigen Eiters in ein Blutgefäß mit einer nachfolgenden miliaren Aussaat ist hier ganz außerordentlich zu fürchten.

Der Harn ist bei der reinen Prostatatuberkulose klar; doch können sich in ihm Eiterfäden oder Eiterfetzchen finden. Der Tuberkelbazillennachweis gelingt hier wohl nur recht selten, ein negativer Befund ist daher keineswegs irgendwie beweisend. Bei trübem Harn soll stets eine Blasenspiegelung (und Nierenfunktionsprüfung, Seite 59) mit einem möglichst dünnen Instrument vorgenommen werden, um das Bestehen oder Fehlen einer Nieren-Blasen-Tuberkulose sicher feststellen zu können.

In vielen Fällen wird der Palpationsbefund allein die Diagnose gestatten; bei der Seltenheit der Lokalisation des Prozesses auf nur ein Organ werden wir aber zumeist auch Veränderungen in einem Nebenhoden, einer Samenblase oder Niere finden, so daß wir zumeist kaum Schwierigkeiten bei der Erkennung der Krankheit begegnen dürften.

Behandlung. Da es bei der Prostatatuberkulose nur selten zu großen Eiteransammlungen mit Durchbruchsgefahr kommt, ist ein chirurgischer Eingriff fast niemals notwendig. Das Bestehen einer einseitigen Nieren- oder einer Nebenhodentuberkulose macht zunächst die Entfernung dieses erkrankten Organs zur Pflicht. Die Prostatatuberkulose selbst wird am besten durch mehrere Serien kleindosierter Röntgenbestrahlungen behandelt. Daneben allgemein kräftigende Behandlung, Solbäder, klimatische Sonnen-Liegekuren. Eine Tuberkulinbehandlung ist besser zu unterlassen oder aber nur mit allergrößter Vorsicht durchzuführen, da bei jeder Lokalreaktion die Gefahr einer miliaren Aussaat droht. Lokal ist jedes Einführen von Instrumenten in die Harnröhre soweit wie möglich zu vermeiden. Rektalsuppositorien mit Jod oder Ichthyol können zur Anregung der Resorption der Infiltrate verordnet werden; bei Reizzuständen Papaverin-Belladonna-Zäpfchen. Gewürzte Speisen und Alkohol sind, da sie zu Kongestionszuständen in der Prostata führen können, ebensowenig zu gestatten wie Reiten, Rad-, Motorradfahren. Die Geschlechtstätigkeit ist womöglich zu verbieten, einerseits um die erkrankte Drüse ruhigzustellen, anderseits da bei ungeschütztem Verkehr eine Ansteckung der Partnerin keinesfalls ausgeschlossen werden kann.

Prognose. Gelingt es, die auch in anderen Organen befindlichen tuberkulösen Herde zu entfernen (Epididymektomie, Nephrektomie) und ist die Ausdehnung des Prozesses in der Vorsteherdrüse keine zu große, so kann durch langdauernde entsprechende Behandlung gutes erreicht werden. Bei Vorhandensein von Kavernen, insbesondere bei Vorliegen einer Mischinfektion aber wird man, sich keinen zu großen Erwartungen hingeben dürfen.

Die Prostatahypertrophie.

Pathologische Anatomie.

Bei der sogenannten Prostatahypertrophie handelt es sich in Wahrheit nicht um eine Hypertrophie der Prostatadrüse selbst, sondern vielmehr um geschwulstmäßige Bildungen vom Charakter von Fibro- oder Myoadenomen, die von den periurethralen Drüsen ihren Ausgangspunkt nehmen. Die hier entstehenden knolligen Geschwülste verursachen durch ihr Wachstum eine Druckatrophie der eigentlichen Prostatadrüse, die schließlich an die Peripherie des Adenoms gedrängt, dieses als dünne schalenartige Hülle umgibt. Dieses Verhältnis läßt sich am anschaulichsten durch den Vergleich mit einer Mandarine erläutern; die Frucht der Mandarine entspricht dem Adenom, die Schale der eigentlichen druckatrophischen Prostatadrüse (Abbildung 10 und 11).

Wenn es sich bei der als Prostatahypertrophie bezeichneten Krankheit also eigentlich um eine Adenombildung bestimmter Drüsengruppen bei sekundärer Atrophie der eigent-

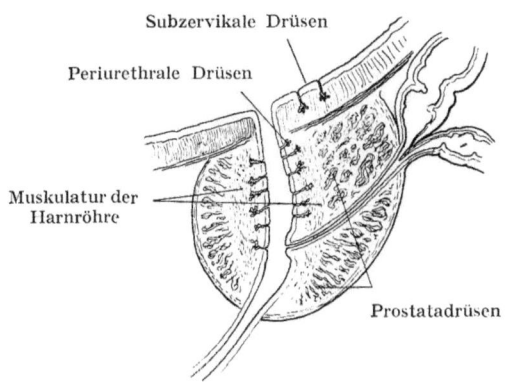

Abbildung 8. Schematischer Längsschnitt durch Prostata und Blasenhals. Es ist deutlich zu sehen, daß sich die periurethralen Drüsen nur zentral vom Samenhügel vorfinden.

lichen Prostatadrüse handelt, so ist es dennoch besser, die wenn auch unrichtige, aber seit langem eingebürgerte Bezeichnung „Prostatahypertrophie" nicht zu verlassen, um so mehr, als keine andere prägnante und dabei anatomisch richtige an ihre Stelle zu setzen wäre. Das gleiche gilt von der Bezeichnung „chirurgische Prostatakapsel"; sie stammt aus der Zeit, da man glaubte, bei der Prostatektomie tatsächlich die ganze Prostatadrüse zu entfernen. Die dann im Körper zurückbleibende Hülle nannte man damals eben Prostata-„Kapsel", während wir heute ja wissen, daß es sich dabei um die druckatrophische eigentliche Prostatadrüse handelt und wir bei der Operation nur das Adenom entfernen (Abbildungen 21 bis 23).

Die periurethralen Drüsen, die eben als Ausgangspunkt der als „Prostatahypertrophie" bezeichneten Wucherung genannt wurden, liegen in der Submukosa der Urethra prostatica; und zwar zwischen ihrer Schleimhaut und der die Harnröhre umgebenden glatten Muskulatur (Sphincter internus), erstrecken sich übrigens oft auch zwischen die Muskelfasern hinein (Abbildung 8 und 9).

Diese Drüsengruppen sind also nach außen zu von den zum inneren Blasenschließmuskel funktionell gehörigen Muskelfasern umgeben, die auch als Grenzschichte gegen die eigentliche Prostatadrüse anzusehen sind (Abbildung 9). Diese Feststellung ist für das Verständnis der operativen Ausschälung des Adenoms von grundlegender Wichtigkeit. Es wäre ferner hier noch kurz zu erwähnen, daß diese periurethralen Drüsen von manchen Autoren als „urethrale

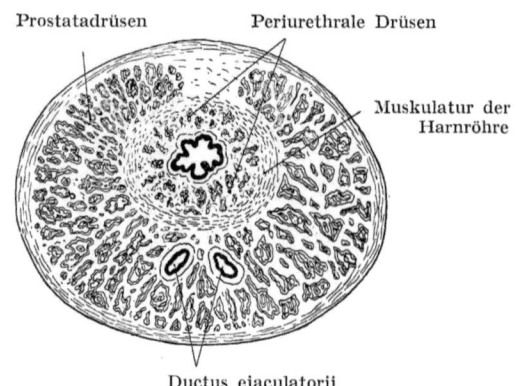

Abbildung 9. Schematischer Querschnitt durch die Prostata. Die periurethralen Drüsen sind von den eigentlichen Prostatadrüsen durch eine Schichte von Muskelfasern getrennt.

Prostatadrüsen", von anderen wieder als „Innendrüse der Prostata" bezeichnet werden. Für die vorliegende Besprechung ist jedoch diese mehr oder minder theoretische Meinungsverschiedenheit ohne praktisches Interesse. (Hinsichtlich der neuesten Theorie der Entstehung der Prostatahypertrophie siehe Seite 32.)

Die periurethralen Drüsen, wie wir sie hier auch weiterhin nennen wollen, sind nicht in der ganzen Länge der prostatischen Harnröhre zu finden, sie nehmen vielmehr nur jenen Raum ein, der nach oben zu vom Blasenmund, nach unten zu vom Samenhügel begrenzt ist (Abbildung 8). Daraus ergibt sich die folgende ebenfalls für die Operation wichtige Tatsache: Die aus den periurethralen Drüsen entstandenen Adenome drängen die sie umgebende Prostatadrüse zu einer dünnen Schichte zusammen, sie drängen aber auch, da sie sich in dem vor den Ductus ejaculatorii gelegenen Raum

(„praespermatischer Raum") entwickeln, diese Gänge gleichzeitig mit der Prostata nach außen. Die Samengänge müssen sich daher stets, allseitig von dem druckatrophischen Prostatagewebe umgeben, in der sogenannten Kapsel vorfinden (Abbildung 10 und 11), können also bei einer lege artis vorgenommenen Ausschälung der Adenome gar nicht verletzt werden. Im Gegenteil, nach Ansicht einer Reihe von Forschern sind die Ductus ejaculatorii ebenfalls stark flach gedrückt (Abbildung 12), höchstwahrscheinlich in einer Reihe von

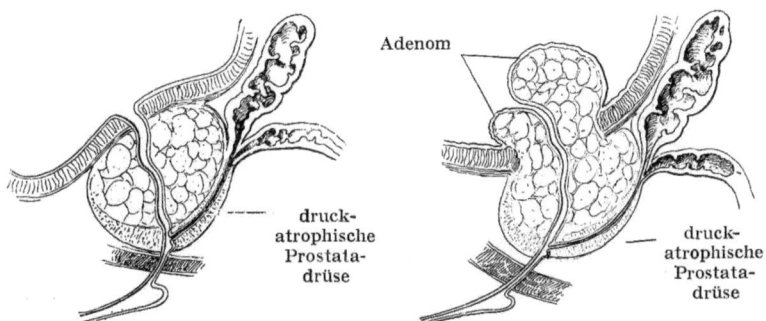

Abbildung 10. Subvesikale Form der Prostatahypertrophie. Der Blasenboden ist als ganzer gehoben, das Orificium vesicale selbst nicht verändert.

Fällen so stark, daß ihre Lichtung aufgehoben, eine Ejakulation von Sperma daher unmöglich ist.

Abbildung 11. Intravesikale und Seitenlappenhypertrophie. [Der Blasenboden ist gehoben; gleichzeitig ist der Blasensphincter durch den intravesikal sich vordrängenden Adenomanteil stark gedehnt. Das Orificium der Blase ist weit in die Blasenlichtung hinein verlagert.

Das Vorkommen der zwischen innerer Harnröhrenöffnung (Blasenmund) und Samenhügel gelegenen periurethralen Drüsen ist nicht überall ein vollständig gleichmäßiges, man kann vielmehr zwei Hauptgruppen unterscheiden: erstens die Trigonumgruppe (Albarransche, subzervikale Drüsen), die an der hinteren Zirkumferenz der den Blasensphinkter bedeckenden Schleimhaut liegt, also am Übergang der Blasen- in die Harnröhrenschleimhaut, und zweitens eine Gruppe von Drüsenschläuchen, die eine weit größere Ausdehnung besitzt und sich beiderseits vom Colliculus seminalis an beginnend gegen den Blaseneingang zu erstreckt (Abbildung 8).

Je nachdem nun die adenomatöse Wucherung mehr die Trigonumgruppe oder die Colliculusgruppe betrifft, kann man von einer Mittellappen- oder einer Seitenlappenhypertrophie sprechen. Aus dieser Feststellung aber geht schon hervor, daß die Bezeichnung

Mittellappen- oder Seitenlappenhypertrophie mit den Lappen der eigentlichen Prostatadrüse gar nichts zu tun hat. Wobei noch hinzuzufügen ist, daß die eigentliche Prostatadrüse überhaupt keinen eigentlichen Mittellappen besitzt. Auch diese Bezeichnung stammt aus der gleichen früher schon erwähnten Zeit, in der man sich über den Aufbau der „Prostatahypertrophie" noch keine richtige Vorstellung machte.

Die von den periurethralen Drüsen ausgehenden Adenome zeigen — die hiefür maßgebende Ursache wurde eben geschildert — ein verschiedenes Wachstum. Entweder wachsen sie gegen die Blasenlichtung zu: intravesikale Hypertrophie; oder sie wachsen nach unten und dorsal, gegen das Rektum zu: reine Seitenlappen Hypertrophie, subvesikale Hypertrophie (Abbildung 10); oder aber es handelt sich, wie dies am häufigsten zu beobachten ist, um eine Kombination beider Formen (Abbildung 11).

Die gegen die Blasenlichtung wachsenden Adenomknoten schieben sich, entsprechend ihrer Ursprungsstelle, zwischen Schleimhaut der Harnröhre und Blasensphinkter gegen das Cavum vesicae vor, und ragen dann als mehr oder minder isolierte Knoten oder als ein zusammenhängender Geschwulstring, stets nur von Schleimhaut bedeckt, in die Blasenlichtung hinein (Abbildungen 11 und 13). Diese intravesikal vorspringenden Adenomteile, die bei rektaler Palpation niemals nachweisbar, vielmehr nur cystoskopisch feststellbar sind, kann man als „Mittellappenhypertrophie" bezeichnen. Der Schließmuskel wird durch das Adenom auseinandergedrängt, seine Lage ist an dem Präparat (Abbildungen 24 und 25) an der schnürfurchenartigen oder sanduhrförmigen Einbuchtung des Adenoms zu erkennen (siehe auch die schematische Abbildung 23).

Bei der reinen Seitenlappenhypertrophie entwickeln sich die Adenomknoten gegen das Rektum zu, wir können sie daher bei rektaler Untersuchung palpatorisch feststellen; der Blasenmund selbst wird zwar in seiner Konfiguration keineswegs verändert, dagegen ist er zusammen mit dem Blasenboden als ganzes in die Höhe geschoben (Abbildung 10). Eine Dehnung des Blasensphinkters findet hier nicht statt. Diese Form der Hypertrophie bezeichnen wir als die subvesikale Prostatahypertrophie; cystoskopisch sind am Blasensphinkter keine wesentlichen Veränderungen, vor allem keine vorspringenden Knoten nachzuweisen.

Die häufigste Form aber, unter der wir die Prostatahypertrophie begegnen, ist die Kombinationsform der beiden eben genannten, wir können sowohl bei rektaler wie bei cystoskopischer Untersuchung ein adenomatöses Wachstum feststellen.

Anatomische und funktionelle Folgezustände der Prostatahypertrophie.

Die durch das intravesikale oder subvesikale Wachstum des Adenoms sich ausbildenden Veränderungen an Harnröhre und Blase, aber auch an den oberen Harnwegen sind mannigfacher Art.

Die **Urethra prostatica** oder richtiger nur ihr zwischen Blasenmund und Samenhügel liegender Anteil erleidet durch das sie einscheidende Adenom hochgradige Veränderungen. Die früher weiche, in einem sanften Bogen hinziehende Harnröhre hat sich jetzt in ein unnachgiebiges, starres und oft weitgehend abgeknicktes Rohr verwandelt. Die Länge der normalen Harnröhre ist individuellen Schwankungen unterworfen, sie beträgt 19 bis 26 Zentimeter, im Durchschnitt zumeist um 22 Zentimeter herum. Bei der Prostatahypertrophie hat ihre Länge um ein Bedeutendes, in manchen Fällen bis zu 7 Zentimeter zugenommen; das ist ja die Ursache, daß bei der Prostatahypertrophie der Katheter stets viel tiefer eingeführt werden muß als bei normalen Fällen, ehe Harn abfließt. Einzelne in das Lumen vorspringende Adenomknoten verursachen weitere Verbiegungen dieses Harnröhrenanteiles, auch nach der Seite hin. Eine eigentliche Verengerung, analog etwa einer postgonorrhoischen Striktur, kommt bei der gutartigen Hypertrophie niemals vor, im Gegenteil, der Höhendurchmesser erweist sich am Querschnitt (Abbildung 12) stets vergrößert; am ehesten könnte man von einer säbelscheidenartigen Kompression der Harnröhre sprechen.

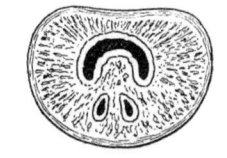
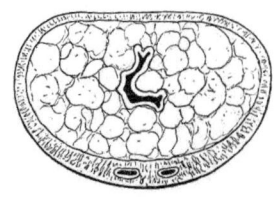

Abbildung 12. Harnröhrenquerschnitte. Oben normale Harnröhre mit Samenhügel und Ductus ejaculatorii. Unten Querschnitt durch die Harnröhre bei Prostatahypertrophie. Die Lichtung der Harnröhre ist nicht konzentrisch strikturiert, sondern durch die Entwicklung der Adenome unregelmäßig verzerrt. Die eigentliche Prostatadrüse ist stark verschmälert und umgibt „kapsel"-artig das Adenom. Die Kompression der Ductus ejaculatorii ist deutlich ersichtlich.

Das durch die Harnröhrenveränderung verursachte Harnabflußhindernis ist also nicht durch eine konzentrische Strikturierung ihrer Lichtung, sondern durch die beschriebenen **Lage- und Gestaltveränderungen** und die **Starre ihrer Wand** verursacht. Für die Praxis geht aus diesen Betrachtungen hervor, daß wir zum

Katheterismus Instrumente wählen müssen, die weich und schmiegsam ihren Weg durch die Harnröhre gleichsam selbst suchen können, die sich den verschiedenen Abknickungen elastisch anpassen und die vorragenden Adenomknoten nicht verletzen. Über die Gefahr eines „falschen Weges" (Fausse route) bei Anwendung starrer Katheter oder Sonden wird später noch zu sprechen sein (Seite 49).

Das Orificium internum wird vor allem durch das intravesikale Adenomwachstum hochgradig verändert. Die in die Blasenlichtung vorwachsenden Knoten verlagern die Blasenöffnung oft weit nach innen, insbesondere, wenn eine ringförmige, geradezu an eine portio uteri erinnernde Adenombildung vorliegt (Abbildung 13). Zumeist aber sieht das Orificium vesicae, von der eröffneten Blase aus betrachtet, unregelmäßig gestaltet und zerklüftet aus. Der innere Schließmuskel der Blase ist durch die sich in seine Öffnung hineindrängenden Knotenmassen so stark überdehnt, daß eine weitere aktive Eröffnung ebenso unmöglich wird wie eine wirksame Kontraktion, es ist also geradezu eine Starre des Sphincter internus eingetreten.

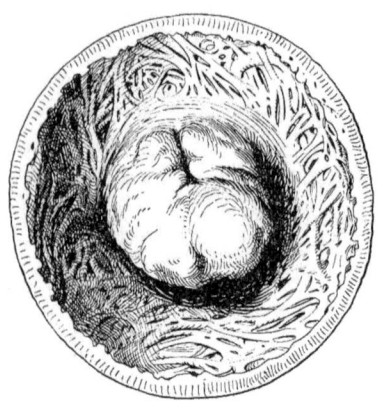

Abbildung 13. Balkenblase mit intravesikaler Prostatahypertrophie gesehen von oben nach suprapubischer Eröffnung der Blase (nach Tandler-Zuckerkandl).

Diese Starre des Schließmuskels ist es, die neben den vorher erwähnten Veränderungen an der Harnröhre und dem Orificium vesicae die Hauptursache der wichtigsten Miktionsstörungen (Harnverhaltung, Incontinentia paradoxa) der Prostatiker abgibt. Nur in ganz vereinzelten Fällen kommt es vor, daß ein mehr oder minder gestielter, uvulaförmig ins Blasenlumen vorspringender Adenomknoten ventilartig den Blasenausgang im Moment der beabsichtigten Miktion verschließt. Neben den geschilderten Veränderungen spielt auch die wechselnde Blutfülle des Adenoms und der angrenzenden Blasenanteile eine Rolle für das Eintreten von Miktionsstörungen: während die zuerst genannten Veränderungen in gewisser Beziehung feststehend oder nur allmählich fortschreitend anzunehmen sind und dementsprechend nur zu einer allmählich zunehmenden Störung des Harnlassens Veranlassung geben, hat der bei verschiedenen Gelegenheiten plötzlich eintretende akute Kongestionszustand des Adenoms und der das Adenom bedeckenden Schleimhaut jene vorübergehenden, plötzlich auftretenden Miktionsbeschwerden zur Folge, die dann in kurzer Zeit wieder rückbildungsfähig sind: unangenehme Sensationen in der Harnröhre, Druckgefühl im Perineum oder auch im Mastdarm, nächtliche Pollakisurie, vorübergehende Erschwerungen der Miktion, kurzdauernde Harnverhaltungen.

Aus den geschilderten Veränderungen anatomischer und funktioneller Natur, die, wollte man mehr ins Detail gehen, noch in mancher Hinsicht zu ergänzen wären, wobei man sich freilich oft nur im Rahmen von Hypothesen bewegen müßte, gehen die Hauptursachen der erschwerten Entleerung der Prostatikerblase hervor.

Welches sind nun die Folgen dieser Behinderung des Harnabflusses und auf welche Organe wirken sie sich aus?

Die Harnblase zunächst sucht die ihr durch das Hindernis des Prostataadenoms gestellte erhöhte Aufgabe durch eine verstärkte Muskelaktion zu bewältigen, es kommt zu einer **Arbeitshypertrophie des Detrusors**. Die einzelnen Muskelbündel der Blase hypertrophieren, zwischen den netzartig vorspringenden Muskelbündeln bilden sich durch den erhöhten Baseninnendruck hernienartige Ausstülpungen der Blasenschleimhaut nach außen zu aus; wir haben dann das Bild der **Trabekelblase** (Balkenblase, Abbildung 13) mit ihren „sekundären intramuralen Divertikeln" vor uns, das lebhaft an das Bild der Innenfläche eines Herzventrikels erinnert; nur das Trigonum bleibt, obwohl auch dieses stark hypertrophiert, vermöge seiner dichtgewebten Muskellage stets frei von Trabekeln.

Halten sich Entleerungsbehinderung durch das Adenom und erhöhte Arbeitsleistung des Detrusormuskels die Wage, so wird bei jeder Miktion die Blase noch völlig entleert. Tritt aber ein Mißverhältnis zuungunsten des Blasenentleerungsmuskels ein, so kommt es zur Bildung von Restharn. Führen wir in solchen Fällen nach beendeter Miktion einen Katheter in die Blase ein, so entleert sich noch eine gewisse, **auf spontane Weise nicht mehr entleerbare Harnmenge**; wir haben dadurch das Bestehen eines Restharns nachgewiesen, der bei ein und demselben Patienten für gewisse Zeiten eine ziemlich konstant gleichgroße Menge ausmacht. Je nach der Art des Falles vergrößert sich allmählich — nahezu stets unbemerkt vom Patienten — die Restharnmenge; und bald kommt es dann auch schon zu Veränderungen der Harnleiter, der Nierenbecken und des Nierenparenchyms. Auch die Harnleiter und Nierenbecken erfahren eine Erweiterung ihrer Lichtung und eine Verdickung ihrer Muskelschichten. Die dort aufgetretene Harnstauung wirkt sich weiter auf das Nierenparenchym, zunächst nur in Form einer Rückstauung des Harns gegen die Sammelröhrchen zu, später dann im Sinne eines hydronephrotischen Druckschwundes, einer Abplattung der Papillen und der Pyramiden aus. Die dabei auftretenden Nierenfunktionsstörungen sowie der unheilvolle Einfluß einer möglicherweise noch hinzutretenden Infektion wird auf Seite 38 und 94 besprochen werden.

Auch am Genitalapparat lassen sich Folgen des Adenomwachstums nachweisen, und zwar Stauungen des Sekretes der Samenblasen mit Verdickung ihrer Wandung und degenerative Veränderungen des Hodenparenchyms. Von Folgen der Prostatahypertrophie auf andere Organsysteme des Körpers seien hier noch die auf das Kreislaufsystem angeführt; daß eine akute Harnverhaltung blutdrucksteigernd wirkt, ist wohl schon der damit verbundenen Schmerzen halber einleuchtend. Aber auch von den chronischen inkompletten Harnretentionen ist die blutdrucksteigernde Wirkung schon längere Zeit bekannt; hiefür sind wohl die Veränderungen der Nierenfunktion maßgebend, sehen wir doch mit einer gewissen Regelmäßigkeit eine Senkung der erhöhten Druckwerte nach Druckentlastung des Harntraktes auftreten. In neuester Zeit wird sogar die Meinung geäußert, daß selbst bei Fehlen von Restharn die erschwerte Blasenentleerung allein genügen soll, um den Blutdruck auf übernormale Werte zu bringen (siehe auch Seite 41).

Aus dieser gedrängten und nur die wichtigsten Punkte herausgreifenden Zusammenstellung der durch die Ausbildung der periurethralen Adenome sich ergebenden Störungen geht aber trotzdem mit aller Deutlichkeit hervor, daß wir die Prostatahypertrophie nicht als ein lediglich lokales, nur die Miktion störendes Leiden aufzufassen haben, sondern vielmehr als eine Erkrankung des ganzen uropoetischen Systems, als eine sogenannte Systemerkrankung. Wir müssen uns dementsprechend in Fällen von Prostatahypertrophie nicht lediglich auf die Feststellung des Vorhandenseins oder der Größe der Hypertrophie beschränken, sondern auch ihren Auswirkungen auf die übrigen Organe des Harn- und Geschlechtstraktes nachgehen. Inwieweit darüber hinaus auch noch andere Organsysteme bei dieser Erkrankung in Mitleidenschaft gezogen sind, wird im klinischen Teil noch genauer beschrieben werden (Seite 39).

Ätiologie der Prostatahypertrophie.

Über die Entstehungsursache der Prostatahypertrophie müssen wir trotz der vielen und seit langer Zeit darauf verwendeten Forschungen unsere absolute Unkenntnis gestehen. Es gibt kaum eine der häufiger vorkommenden Erkrankungen, die nicht schon als Ursache der Prostatavergrößerung angesehen wurde, wobei freilich spätere kritische Nachprüfungen die Unstichhältigkeit solcher Annahmen stets erwiesen haben. Hier sei nur erwähnt, daß weder Arteriosklerose, Gicht, Rheumatismus noch auch Syphilis, Gonorrhoe oder Entzündungen der Harnwege als Ursache für die Entstehung der adenomatösen Wucherungen angesehen werden dürfen.

Da die Prostatahypertrophie nur selten Männer unter 55 Jahren betrifft, so lag es nahe, sie unter die physiologischen Alterserscheinungen einzureihen, eine sicherlich falsche Auffassung. Es handelt sich vielmehr um eine **neoplasmatische Wucherung**, deren letzte Entstehungsursache uns ebenso unbekannt ist wie die der meisten übrigen Neubildungen. Freilich erscheint es naheliegend, gewisse Reize, die die hintere Harnröhre und damit die periurethralen Drüsen oder die Prostata treffen, für die Entstehung verantwortlich zu machen. Doch bedeutet diese Auffassung nichts anderes als eine Verschiebung der Frage, da wir auch über die Qualität dieser angenommenen Reize nicht über Vermutungen oder Theorien hinausgekommen sind.

Auf eine Theorie jedoch sei etwas ausführlicher hingewiesen, da diese auf der interessanten Beobachtung fußt, daß die Prostatahypertrophie nicht unter allen Rassen der Erde gleichmäßig sich vorfindet. Statistiken haben ergeben, daß die Häufigkeit des Vorkommens der Prostatahypertrophie von den Kaukasiern über Semiten, Araber, Indier und Mongolen bis zur Negerrasse allmählich absinkt. Es wurde daraus die Schlußfolgerung gezogen, daß sich bei jenen Rassen, die ein mehr „physiologisches", durch keine außerhalb des Geschlechtstriebes liegende Hemmungen behindertes Geschlechtsleben führen, die Prostatahypertrophie seltener entwickle: Eine regelmäßige Geschlechtstätigkeit, id est Funktion der Hoden, hat auch eine darauf abgestimmte Größe der Prostatafunktion und Prostatasekretion zur Folge. Wenn jetzt aus irgend welchen Gründen diese Geschlechtstätigkeit vor der physiologischen Involution der Hoden eine plötzliche völlige Unterbrechung oder maßgebende Verminderung erfährt, wie dies in den kulturell höher stehenden Ländern natürlich öfter und leichter (aus äußeren Gründen wie Tod, Krankheit oder Entfremdung der Frau, Überarbeitung, Furcht vor allzugroßem Kindersegen, Furcht vor Schwächung des Organismus usw.) vorkommt als bei· den primitiveren Völkerschaften, so reagiere die Prostatadrüse darauf mit einer Sekretstauung und einer kongestiven chronischen Hyperämie, die dann als Reize für die Entstehung der Prostatawucherung anzusehen seien. Im gleichen Sinne sollen auch häufige frustrane Erregungen (deren schädliche Auswirkungen uns durch die Epididymitis erotica ja bekannt sind) und der Coitus interuptus wirksam sein.

Und schließlich sei der Vollständigkeit halber noch darauf hingewiesen, daß auch bei ein und derselben Menschenrasse bestimmte konstitutionelle Typen mehr zur Prostataadenombildung zu neigen scheinen als andere, und daß auch hier, wie bei so vielen anderen Erkrankungen, eine gewisse familiäre Disposition oft nachzuweisen ist. Ebenso, daß vielleicht auch innersekretorische Störungen die Ursache des Wachstums der periurethralen Drüsen abgeben.

Eine erst während der Niederschrift dieser Abhandlung erschienene Arbeit (Moszkowicz) unterscheidet an der Prostatadrüse zwei entwicklungsgeschichtlich getrennte Anteile, einen etwa der retrospermatischen und einen der präspermatischen Prostatahälfte entsprechenden. Diese beiden Prostataanteile sollen verschieden auf hormonale Einflüsse reagieren: ein Nachlassen der innersekretorischen Hodenfunktion bringe lediglich den kranialen (präspermatischen) Anteil zur Wucherung. Sollte sich diese Auffassung als richtig erweisen, so wäre eine Beeinflussung des hypertrophischen Prostataanteiles durch Hormone zu erwarten.

Klinisches Bild der Prostatahypertrophie.

Zweckmäßigerweise unterscheiden wir (nach der alten Guyonschen Einteilung) drei Stadien der Prostatahypertrophie.

1. Das Initialstadium, auch prämonitorisches oder Reizstadium genannt.
2. Das Stadium der inkompletten Harnverhaltung.
3. Das Stadium der Überdehnung der Blase, oft kombiniert mit dem Symptom des Überlaufens der Blase, der sogenannten Incontinentia paradoxa.

Erstes Stadium der Prostatahypertrophie (Guyon).

Das erste Stadium der Prostatahypertrophie, das Reizstadium, ist gekennzeichnet durch subjektive Erscheinungen, wie unangenehme Sensationen in der Harnröhre, Druckgefühl oder Schwere im Damm, wiederholt auftretenden Harndrang, erschwerte und verlangsamte Miktion (Dysurie). Besonders charakteristisch ist die Verschlechterung dieser Erscheinungen während der Nacht, so daß geradezu die nächtliche Pollakisurie von differentialdiagnostischer Bedeutung gegenüber anderen Miktionsstörungen anzusehen ist. Durch die Wärme des Bettes kommt es zu einer Blutüberfüllung in der Prostata und den angrenzenden Geweben. Die Kongestion der Schleimhaut der hinteren Harnröhre und des Trigonums, vermehrt durch den Druck des blutüberfüllten und dadurch in seinem Volumen vergrößerten Adenoms führt einerseits zu einem Reiz im Sinne von Harndrang und anderseits wieder zu einer Erschwerung des Harnabflusses. Dieselben Erscheinungen treten übrigens auch bei langem, ununterbrochenen Sitzen, insbesondere auf weich gepolsterten Sitzgelegenheiten, bei Obstipation, bei kalten Füßen aus dem gleichen Grunde ein, äußern sich hier aber oft mehr als ein lästiges Druckgefühl in der Dammgegend. Daß diese Auffassung der Blutüberfüllung richtig ist, erkennen wir aus einer von vielen Patienten ganz unbewußt richtig ausgeführten Maßnahme: sie stehen aus dem Bett auf und gehen einige Male im Zimmer umher, diese Muskelübung bringt die Zirkulation wieder in Gang, verringert die Blutüberfüllung der Beckenorgane und die Miktion geht jetzt leichter vonstatten.

Es ist nicht selten, daß wir bereits in diesem Stadium der Hypertrophie Klagen über das Entstehen oder über eine Verschlechterung von Hämorrhoiden, über das Auftreten oder die Vergrößerung eines Leistenbruches oder eines Rektalprolapses begegnen, hervorgerufen durch das bei jeder Miktion notwendige starke Pressen.

Neben der Pollakisurie, dem häufigem Auftreten von Harndrang, finden wir auch oft schon eine nächtliche Polyurie, eine Nykturie, das heißt, die während der Nacht abgesonderte Harnmenge ist größer als die während des Tages sezernierte. Sicherlich ist hier nicht stets nur die Besserung der Herzfunktion während der nächtlichen Ruhe für diese Nykturie verantwortlich zu machen, sondern es sind hiefür auch reflektorische Einflüsse maßgebend. Eine oftmalige Entleerung der Blase ist auch bei normalen Individuen von einer vermehrten Harnsekretion gefolgt. Auch eine kongestive Hyperämie der Nieren analog der der Unterleibsorgane könnte als Erklärung hiefür herangezogen werden.

Im ersten Stadium ist der Harn zumeist klar und eiweißfrei; das wichtigste Kriterium des ersten Stadiums ist aber das Fehlen von Restharn.

Zweites Stadium der Prostatahypertrophie (Guyon).

Das zweite Stadium der Prostatahypertrophie, das Stadium der inkompletten Retention, unterscheidet sich von dem ersten Stadium der Reizung vor allem durch das Eintreten einer Insuffizienz des Austreibemuskels der Blase, durch das Auftreten von Restharn. Führen wir, nachdem der Patient unmittelbar vorher seine Blase so vollständig wie möglich entleert hat, einen Katheter ein, so entleert sich noch eine gewisse Harnmenge: auf diese Weise haben wir das Vorhandensein eines Restharns nachgewiesen.

Mit dem Auftreten des Restharns haben wir eine weitere

Krankheitserscheinung kennen gelernt, die für das ganze Krankheitsbild der Prostatahypertrophie und seine Auswirkung auf eine Reihe von Organsystemen und somit auf den ganzen Organismus von einschneidender Bedeutung ist. Es ist daher notwendig, über die Bedeutung des Residualharns das Wichtigste auszuführen. Die anatomischen Veränderungen der Harnwege wurden schon früher (Seite 27) erwähnt; es sei daher jetzt nur die Auswirkung des Restharns auf die Nierenfunktion näher betrachtet.

Bedeutung und Auswirkung des Restharns.

Die normalen und ungeschädigten Nieren besitzen die Fähigkeit, in außerordentlich rascher Weise den jeweiligen Bedürfnissen des Organismus nachzukommen, der von ihnen abgesonderte Harn ist hinsichtlich Menge und Konzentration von dem Anbot an Flüssigkeit und an auszuscheidenden festen Stoffen in gesetzmäßiger Weise abhängig; bei reichlichem Wasserangebot sind die Nieren imstande, einen Harn zu liefern, dessen spezifisches Gewicht an das des Wassers heranreicht, bei Flüssigkeitsmangel dagegen, wie z. B. bei längerem Dursten oder bei reichlicher Wasserabgabe durch Schwitzen, Durchfälle oder durch Fieber kann das spezifische Gewicht hohe Werte, etwa 1030 und darüber erreichen. Den zahlenmäßigen Abstand zwischen niedrigstem und höchstem spezifischen Gewicht des Harns, das die Nieren eben noch leisten können, bezeichnen wir als ihre Funktions- oder Variationsbreite; in normalen Fällen beträgt die Variationsbreite zirka 30 bis 35, entsprechend einer Verdünnung auf 1001 und einer Konzentration auf 1031 bis 1036.

Ist die Funktion der Nieren durch eine Harnstauung geschädigt, so büßen die Nieren ihre Anpassungsfähigkeit hinsichtlich der Ausscheidung der ihnen vom Blute aus angebotenen Menge an Flüssigkeit und an festen Stoffen ein, es kann sowohl die Fähigkeit zu einer maximalen Verdünnung wie auch zu einer maximalen Konzentration verloren gegangen sein. Auch die Schnelligkeit, mit der normale Nieren auf zugeführtes Wasser reagieren, kann weitgehend verringert sein.

Ist zunächst nur die Konzentrationsfähigkeit der Nieren die schwerer geschädigte, so daß beispielsweise der Harn nicht mehr über 1013 konzentriert werden kann, die Verdünnungsfähigkeit aber noch eine gute, so sprechen wir von einer Hyposthenurie, das spezifische Gewicht bewegt sich hier zwischen 1001 und 1013. Hat aber auch die Verdünnungsfähigkeit gelitten, so daß das spezifische Gewicht nicht mehr auf 1001, sondern etwa nur bis 1007 absinken kann, so können sich die Schwankungen des spezifischen Gewichtes nur mehr zwischen 1007 und 1013 abspielen. In einem solchen Falle sprechen wir dann von einer Isosthenurie. Je nach der stärkeren Schädigung der einen oder der anderen Teilfunktion der Nieren kann die verminderte Funktionsbreite auch höher liegen, beispielweise zwischen 1012 und 1018. In allen diesen Fällen hochgradigerer Verringerung der Funktionsbreite sprechen wir von einer Nierenstarre (Torpor renalis).

Ist die Konzentrationsfähigkeit der Nieren geschädigt, so müssen sie, um dennoch womöglich die gleiche Menge fester Substanzen aus dem Körper zu entfernen, die Harnmenge „kompensatorisch" erhöhen, es kommt zur Polyurie, zur Absonderung einer oft mehrere Liter betragenden Menge stark diluierten Harns. Durch die Ausscheidung dieser großen Flüssigkeitsmenge verarmt aber der Organismus an Flüssigkeit, die Austrocknung der Gewebe ist dann die Ursache eines übermäßig gesteigerten Durstgefühls, was wir als Polydipsie bezeichnen.

Trotz der großen Harnmenge können bei fortschreitender Schädigung die Nieren dennoch ihrer Aufgabe, die Stoffwechselschlacken vollständig aus dem Organismus herauszuschaffen, nicht nachkommen; es bildet sich eine Retention der Abbauprodukte des Stoffwechsels im Körper aus, von denen die wichtigsten die stickstoffhaltigen Körper sind: Harnstoff, Harnsäure, Kreatinin, Indikan. Ob die Anreicherung dieser stickstoffhaltigen Substanzen im Blute und in den sonstigen Körpergeweben das Entscheidende für die in vorgeschrittenen Stadien der Nierenfunktionsschädigung sich ausbildende Urotoxämie oder Urämie ist oder ob, wie Untersuchungen der neuesten Zeit es als möglich hinstellen, Stoffe der Phenolreihe und aromatische Oxysäuren hiebei eine vorherrschende Rolle spielen, ist derzeit noch nicht zu entscheiden. Für unsere praktischen Bedürfnisse mag es genügen, daß uns sowohl der Nachweis eines vermehrten Stickstoffgehaltes des Blutes als auch der vermehrten Phenolkörper einen guten Maßstab für die Beurteilung der Nierenfunktion abgibt.

In neuerer Zeit wird für die Vermehrung der stickstoffhaltigen Stoffwechselschlacken im Blute auch noch die Resorption dieser Stoffe aus dem in der Blase stagnierenden Restharn durch die Blasenschleimhaut hindurch beschuldigt, insbesondere, wenn diese durch eine Entzündung aufgelockert und damit einer Resorption leichter zugänglich ist.

Außer der erwähnten Schädigung von Blase, Ureteren und Nierenbecken anderseits, des Nierenparenchyms anderseits stellt der Restharn aber noch eine große Gefahrenquelle für seinen Träger dadurch dar, daß er das Eintreten einer Infektion in besonders hohem Grade begünstigt. Schon eine geringe Anzahl von Keimen, die entweder durch den Katheter in die Blase gelangen, durch die Niere ausgeschieden oder durch die Lymphbahnen zugeführt werden, reichen aus, eine Infektion des stagnierenden Harns herbeizuführen, die dann gewöhnlich nicht auf die Blase beschränkt bleibt, sondern zumeist auf Ureteren und Nierenbecken übergreift und sich nur zu oft auch auf das Nierenparenchym fortsetzt, woselbst es dann zur Ausbildung aszendierender pyelonephritischer Herde kommen kann.

Die bei chronischen Retentionen im uropoetischen Apparat stets bestehende Auflockerung und Hyperämie der Schleimhaut ermöglicht auch den Übertritt von Keimen in die Blutbahn. So sehen wir nach einem scheinbar aseptisch vorgenommenen Katheterismus zuweilen einen akuten Fieberanfall, der mit Schüttelfrost und hohem Temperaturanstieg beginnt, gewöhnlich aber nicht lange dauert und unter Schweißausbruch wieder zur Norm zurückkehrt. Zumeist aber hat es mit diesem auch bei Patienten ohne Residualharn vorkommenden, als Katheterfieber (siehe Seite 49) oder Urethralfieber bekannten Zustand nicht sein Bewenden; die Temperatur sinkt nicht vollständig zur Norm ab, es bleiben subfebrile oder auch febrile Temperaturen zurück, die durch längere Zeit hindurch andauern und ihre Ursache in eitrigen Prozessen der Prostata oder der Nieren haben können. In anderen Fällen wieder, in denen bereits Störungen der Nierenfunktion vorliegen, entsteht aus der Kombination von Niereninsuffizienz und Infektion das typische Bild der Urosepsis. Hohes Fieber, entweder in Form einer Kontinua oder septischen Charakters, dazu Schüttelfröste, Kopfschmerz, allgemeine Schwäche, Appetitlosigkeit, Obstipation, später dann Singultus und Erbrechen. Charakteristisch ist in solchen Fällen das Aussehen der Haut und der Zunge (siehe darüber Seite 39).

Schließlich sei noch jener glücklicherweise seltenen Fälle gedacht, bei denen eine akute Infektion ein bereits hochgradig geschädigtes Harnsystem trifft und bei denen ein rasches Versagen von Herz- und Nierenfunktion den Tod in allerkürzester Zeit herbeiführt (Coup foudroyant).

Nach diesen allgemeinen Betrachtungen über die Auswirkung des Restharns auf die Nierenfunktion und seine Bedeutung für das Auftreten und den Verlauf einer Harninfektion wollen wir wieder zur Besprechung des *klinischen Bildes des zweiten Stadiums der Prostatahypertrophie* zurückkehren.

Die subjektiven Beschwerden des Stadiums der inkompletten Retention müssen sich in keiner Weise vom ersten Stadium unterscheiden. Trotzdem kann der Restharn immer mehr und mehr zunehmen, ohne daß, was hervorzuheben besonders wichtig erscheint, der Patient auch nur eine Ahnung von dem Bestehen eines solchen besitzt. Es gibt zahlreiche Fälle, bei denen die subjektiven Beschwerden außerordentlich gering sind, sich nur auf einen häufigeren und leichterschwerten Harndrang beschränken, welche Erscheinung von den alten Herren als „natürliche Alterserscheinung" angesehen und daher nicht weiter beachtet wird. Und trotzdem wächst der Restharn immer mehr und mehr und leitet allmählich in das dritte Stadium über, bei dem die Erscheinungen der Harnintoxikation dann dem Kundigen schon bei flüchtiger Untersuchung offenbar werden.

Ein Ereignis freilich kann dieses allmähliche unbemerkte Hineingleiten in das noch zu schildernde dritte Stadium unterbrechen und dem Patienten den Ernst der Situation vor Augen führen, das ist die **komplette Harnverhaltung**. (Die komplette Harnverhaltung, die Unmöglichkeit, trotz stärksten Pressens auch nur einen Tropfen Harn hervorzubringen, unterscheidet sich von der Anurie dadurch, daß bei ihr die Blase überfüllt, bei der Anurie dagegen die Blase leer ist.)

Die *komplette Harnretention* tritt völlig unabhängig von dem Vorhandensein oder der Größe einer Restharnmenge ein; sie kann also in jedem Stadium der Erkrankung in Erscheinung treten. Zuweilen sind die Ursachen für das plötzlich einsetzende Unvermögen, den Harn zu entleeren, nicht nachweisbar; oft aber sind die bereits früher aufgezählten Gründe für eine akute Kongestion (siehe Seite 32) auch hier schuldtragend. Es wäre noch als nicht so seltene Ursache ein zu lange hinausgeschobenes oder unterdrücktes Miktionsbedürfnis anzuführen. Auch instrumentelle Maßnahmen, insbesondere wenn sie von einer Blutung gefolgt waren, können durch eine Anschwellung der Harnröhrenschleimhaut eine Harnverhaltung erzeugen; in gleicher Weise starke spontane oder durch Blasensteine verursachte Blutungen in das Blasenlumen, ausgehend sei es von der die Adenomknoten bedeckenden Blasenschleimhaut oder von papillomatösen Tumoren der Blase (siehe auch Seite 96).

Während die komplette Harnverhaltung, in frühen Stadien der Prostatahypertrophie auftretend, durch die heftigen, wenn auch erfolglosen Detrusorkontraktionen äußerst qualvolle, kaum erträgliche Schmerzen hervorruft, wird sie später, in vorgeschritteneren Stadien von den Patienten ohne auffallende Schmerzerscheinungen ertragen, da es dann schon zu einer so weitgehenden Überdehnung und Erschlaffung des Austreibemuskels gekommen ist, daß heftigere Kontraktionen gar nicht mehr eintreten können. Sicherlich spielen hier auch konstitutionelle Momente eine Rolle, je nachdem, ob die Erkrankung muskelkräftige oder muskelschwache Blasen betrifft.

Drittes Stadium der Prostatahypertrophie (Guyon).

Das dritte Stadium der Prostatahypertrophie, das Stadium der Überdehnung der Blase, ist gekennzeichnet durch eine chronische mächtige Überdehnung der Blase; wohl können die Patienten noch Harn lassen, müssen es zuweilen sogar sehr häufig tun. Ja, die tagsüber entleerte Menge ist oft sogar eine besonders hohe, so daß Kranke und zuweilen auch die Ärzte schon aus diesem Grunde nicht an das Bestehen einer Harnretention denken wollen. Zwei andere Symptome dagegen sollten hier die Aufmerksamkeit besonders auf sich ziehen, das ist die Polydipsie, deren Ursache schon früher (Seite 35) erwähnt wurde, und die insbesondere des Nachts auftretenden unwillkürlichen Harnverluste. Durch die sich allmählich immer mehr vergrößernde Restharnmenge wird die Blase immer mehr und mehr gedehnt, so daß sie weit über Nabelhöhe reichend einen Rauminhalt von 3 Litern und mehr erreichen kann (Abbildung 14). Aus dieser überfüllten Blase fließt dann der Harn tropfenweise ab, wie aus einem übervollen Gefäß: wir sprechen daher auch von einem „Überlaufen" der Blase, von einer Incontinentia paradoxa („paradoxa" deshalb, weil ja trotz des unwillkürlichen Abfließens des Harns die Blase immer noch überfüllt ist). Die Ursache hiefür ist, daß der durch das Prostataadenom auseinandergedrängte Sphincter internus in diesem Stadium der Prostatahypertrophie nicht nur in seiner Funktion als Blasenöffner geschädigt ist, sondern auch seine Aufgabe als Blasenschließmuskel nicht mehr erfüllen kann; bei Tag hält der quergestreifte Musculus sphincter externus den Blasenverschluß aufrecht, im Schlafe aber, wo sein Tonus nachläßt, wird auch dieser Verschlußapparat undicht und der Harn drängt sich jetzt tropfenweise aus der überfüllten Blase hervor. Später kommt es wohl auch vor, daß die Incontinentia paradoxa auch bei Tag eintritt, ohne daß der Patient es zu hindern vermag.

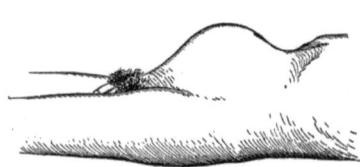

Abbildung 14. Überdehnte, die Bauchdecken weit vorwölbende Blase. (Nach einer eigenen Photographie.)

(Eine zweite Form der Inkontinenz sei hier nur aus differentialdiagnostischen Gründen in Parenthese angeführt. Sie kommt vor bei stärkeren Reizzuständen der Blase [akute Zystitis, Steine, Tumor], bei denen auch schon eine kleine in der Blase sich ansammelnde Harnmenge einen so heftigen und plötzlich auftretenden Drang hervorruft, daß sofort im Moment seines Auftretens auch der

Harn schon entleert werden muß, ohne daß der Patient es hindern kann. Es handelt sich hier also in Wirklichkeit um einen „Harndurchbruch", die Diagnose „Inkontinenz", unter der uns die Patienten zumeist aufsuchen, ist eine falsche. Bei der Untersuchung finden wir auch stets eine leere oder nahezu völlig leere Blase.)

Eine hochgradige, lange Zeit bestehende Harnstauung führt zu einem schweren und typischen Krankheitsbild, das sich übrigens in ähnlicher Weise auch in jenen Fällen ausbildet, in denen es aus anderen Ursachen (Striktur der Harnröhre, Blasenkarzinom nahe dem Blaseneingang, doppelseitige Nieren- oder Uretersteine, Verlegung beider Ureteren durch ein Karzinom usw.) zu einer lange andauernden und hochgradigen Behinderung des Harnabflusses gekommen ist, zur *chronischen Harnvergiftung (Urotoxämie).*

Die Haut solcher Patienten ist trocken, faltig, der Gewebsturgor hochgradig herabgesetzt, die Gesichtsfarbe blaß, ins Gelbliche spielend, die Gesichtszüge eingefallen; die Zunge ist trocken, rissig, oft borkig belegt, es besteht ein starker Foetor ex ore. Dieses Aussehen der Kranken, verbunden mit einer großen Mattigkeit und Hinfälligkeit als Ausdruck einer schweren Kachexie hat schon oft zu der Diagnose eines Magenkarzinoms verleitet; dies um so mehr, da auch eine Reihe anderer Krankheitserscheinungen niemals fehlen, die unmittelbar auf das Bestehen eines Magenkrebses bezogen werden könnten. Es sind dies die Symptome von seiten des Gastrointestinaltraktes: fehlende Appetenz bis zu völliger Appetitlosigkeit, zumeist noch verbunden mit einem unbezwingbaren Widerwillen oder Ekel gegen Eiweißnahrung, vor allem gegen Fleisch. Zahlreiche solcher Kranken suchen ihren Arzt wegen der eben geschilderten Beschwerden von seiten ihres Magen-Darmtraktes auf; eine das Urogenitalsystem nicht berücksichtigende Untersuchung kann dann leicht zur Fehldiagnose einer Gastroenteritis führen.

Neben dieser Dysphagie ist zumeist noch ein übergroßes Durstgefühl, eine Polydipsie vorhanden. Die einseitige Berücksichtigung dieses Symptoms wiederum könnte zu der Diagnose einer Schrumpfniere oder eines Diabetes insipidus verleiten. Die Erklärung dieses großen Durstgefühls, das unüberwindlich ist und den Patienten oft zwingt, bis zu 10 Liter Flüssigkeit innerhalb 24 Stunden zu sich zu nehmen, wurde früher bereits (Seite 35) gegeben. Bei Aufnahme einer urologischen Anamnese sollen wir es daher niemals unterlassen, den Kranken nach der in 24 Stunden verbrauchten Flüssigkeitsmenge zu befragen, da wir bei vorhandener Harnstauung die Polydipsie als Gradmesser für die Schwere der Nierenläsion werten können.

Schließlich sei noch erwähnt, daß Störungen der Stuhlentleerung selten zu vermissen sind. Zumeist handelt es sich um eine schwer zu bekämpfende Obstipation, ebenfalls eine Folge der Wasserverarmung der Körpergewebe. Später dann kann es zu profusen Durchfällen kommen. Der Blutdruck (Riva-Rocci) weist in diesem Stadium zumeist höhere Werte auf, oft bis zu 200 Millimeter Quecksilber und noch darüber.

Hat man es versäumt, bei diesem Krankheitsbild die richtige Therapie der Druckentlastung der Harnwege einzuleiten, so verfallen die Kranken immer mehr und mehr; wiederholtes unstillbares Erbrechen, Obstipation oder reichliche Durchfälle, trockene, rissige oder borkig belegte Zunge, eine zunehmende Mattigkeit und Schläfrigkeit, Bewußtseinsstörungen, Kopfschmerzen sind das Zeichen der fortschreitenden Urämie, in deren Verlauf sich dann auch motorische Unruhe und Steigerung der Reflexe (nie jedoch Krämpfe) und schließlich tiefe unregelmäßige Atmung ähnlich der Cheyne-Stokesschen, sowie urinöser Geruch der Exhalationsluft zeigen können. In diesen letzten Stadien der Krankheit können wir auch in manchen Fällen beobachten, wie die Polyurie in eine Oligurie oder eine Anurie übergeht und Ödeme auftreten.

Eine wesentliche Verschlechterung und ein rascheres Ablaufen des Krankheitsbildes tritt dann ein, wenn sich zu den Erscheinungen der Niereninsuffizienz noch die der Harninfektion hinzugesellten, wenn eine Urosepsis vorliegt (Seite 36).

Wie hat man sich nun die beschriebenen, für das dritte Stadium der Prostatahypertrophie ganz charakteristischen Krankheitserscheinungen zu erklären?

Über das Auftreten der Polyurie, gleichsam als kompensatorische Maßnahme der Niere gegen das verlorengegangene Konzentrationsvermögen, wurde schon gesprochen, wenn es auch nicht verschwiegen werden soll, daß diese Erklärung nicht allgemeine Anerkennung gefunden hat. So meint eine Reihe von Autoren, daß nicht der Verlust der Konzentrationsfähigkeit das Primäre und die Polyurie ihre Folgeerscheinung sei (bedingt einerseits durch den erhöhten Blutdruck, anderseits durch die Kompression der Henleschen Schleifen, die die Rückresorption des Wassers zu besorgen haben), sondern sie glauben eher, daß die direkte Folgeerscheinung der Harnstauung in einer primären Polyurie bestehe. Der Reiz, den der gestaute Harn auf die Harnwege ausübt, könne reflektorisch zu einer gesteigerten Harnabsonderung führen; oder es wäre möglich, daß die Retention des diuretisch wirkenden Harnstoffes hiebei eine bedeutsame Rolle spiele. Freilich kommt man mit diesem Erklärungsversuch allein nicht aus, sondern man muß noch eine direkte Schädigung jener Nierenelemente annehmen, denen die Anreicherung der harnpflichtigen Substanzen obliegt. Welche Meinung auch immer man sich über die Ursache der Polyurie bei bestehender Hyposthenurie bildet, eines ist sicher, daß die Nierenelemente, zumindest in den ersten Stadien der Erkrankung, keine bleibenden und irreparablen Schädigungen erlitten haben. Es wird ja noch ausgeführt werden, in welch weitgehender und oft schneller Weise die gestörte Nierenfunktion durch eine entsprechende Ableitung des gestauten Harns besserungsfähig ist.

Auch eine Erklärung für den erhöhten Blutdruck ist bisher nicht in eindeutiger Weise gegeben. Auch hier scheint es sich, wenigstens bis zu einem gewissen Grad, um keine dauernde Veränderung in den Wänden der Blutgefäße zu handeln, da eine richtig funktionierende Blasendrainage den Blutdruck bald zum Absinken bringt; man glaubt vielmehr, daß es, sei es toxisch, sei es reflektorisch, durch die Retention der harnpflichtigen Substanzen zu einer Kontraktion größerer Gefäßgebiete kleinster Arteriolen gekommen ist. Außerdem scheinen aber auch noch direkte reflektorische Beziehungen (Schmerz?) zwischen Blasenfüllung und Blutdruck zu bestehen, sehen wir doch eine Entleerung einer stark gedehnten Blase allein auch bei anderen Krankheitsbildern von einem sofortigen Absinken des erhöhten Blutdrucks begleitet (siehe auch Seite 30).

Was schließlich die auslösenden Ursachen für die hochgradige Somnolenz und urämischen Erscheinungen in den Endstadien dieses Leidens betrifft, so meint man wohl mit Recht, daß hiefür ebenso wie für die Magendarmstörungen ein inniger Zusammenhang mit der Größe der Stickstoffretention nicht zu leugnen ist. Welche stickstoffhaltigen Substanzen es aber sind, die die beschriebenen Erscheinungen hervorrufen, ist noch unbekannt, so daß auch schon der Meinung Ausdruck verliehen wurde, daß es sich um andere, gleichfalls vermehrte Substanzen unbekannter Art handeln könnte. In neuerer Zeit hat Becher bei Nierenschädigung eine Vermehrung von Körpern der Phenolreihe (Darmfäulnisprodukte) im Blute nachweisen können (Xanthoproteinreaktion).

Untersuchung und Diagnose der Prostatahypertrophie.

Anamnese.

Die Klagen, die an Prostatahypertrophie Leidende uns spontan vorbringen, sind zumeist Pollakisurie, Erschwerung der Miktion, Brennen in der Harnröhre, Schmerz beim Urinieren, selten in die Glans penis ausstrahlend. Darüber hinaus müssen wir uns durch

Fragen noch über eine Reihe von Punkten Aufklärung verschaffen, wodurch uns bei entsprechend intelligenten Patienten zumeist schon die Wahrscheinlichkeitsdiagnose eines Prostataadenoms gelingt, die dann durch die im folgenden geschilderte unschwer auszuführende Untersuchung ohne besondere instrumentelle Hilfsmittel überprüft und gefestigt werden kann.

Zunächst ist die Feststellung des Alters des Kranken hier von ganz besonderer Wichtigkeit, da wir ja wissen, daß mit verschwindenden Ausnahmen ein zu klinischen Erscheinungen führendes Prostataadenom selten vor dem 55., fast niemals vor dem 50. Lebensjahr auftritt. Bei Besprechung der Häufigkeit der Miktion werden wir besonderes Gewicht auf die Pollakisurie während der Nacht legen, die ja aus den eingangs erwähnten Gründen stets frühzeitiger und eindrucksvoller zur Beobachtung gelangt als die unter Tags. Die Nykturie (Seite 33) ist ein anamnestisch nicht verwertbares Krankheitssymptom, da es kaum jemals Kranke geben dürfte, die ein richtiges Urteil über ihre tagsüber und bei Nacht abgesonderten Harnmengen haben. Dagegen müssen wir sicherstellen, ob eine Erschwerung der Miktion vorliegt, ob der Kranke lange warten und stark pressen muß, ehe der Harn zum Vorschein kommt. Ein vom Kranken bemerktes allmähliches Dünnerwerden des Harnstrahles spricht, insbesondere wenn seinerzeit eine gonorrhoische Urethritis bestanden hatte, eher für eine postgonorrhoische Harnröhrenstriktur. Die Frage nach überstandener Lues darf wegen der immerhin nicht seltenen und differentialdiagnostisch wichtigen luetischen Erkrankungen des Zentralnervensystems nicht unterlassen werden.

Weitere Fragen sollen dann den ersten Beginn der Störungen der Harnentleerung aufdecken, wobei sich gewöhnlich Schwierigkeiten ergeben, da der allmähliche Beginn der Erkrankung die Angabe eines genauen Zeitpunktes erschwert. Immerhin können wir daraus feststellen, daß es sich um keine akute Erkrankung (Cystitis, Prostataabszeß) handeln kann. Fragen über Appetit des Kranken, insbesondere ob Widerwillen gegen Fleischnahrung besteht, über seine Darmfunktion und über die Menge der von ihm in 24 Stunden getrunkenen Flüssigkeit, dürfen, da sie einen wertvollen Hinweis auf etwa vorhandene Nierenfunktionsstörungen ergeben, niemals unterlassen werden. Bezüglich der 24 stündigen Flüssigkeitszufuhr empfiehlt es sich, hauptsächlich die während der Nacht getrunkene Flüssigkeitsmenge zu erfragen, da diese ein besseres Urteil als die individuell schwankende und in weiten Grenzen von der Art der Ernährung abhängige Tagesmenge abgibt. Trinken doch die meisten Menschen nachts überhaupt nichts oder nur ganz kleine Mengen: unsere Prostatiker dagegen im Stadium der Polydipsie müssen stets ½ bis 1 Liter oder auch mehr Wasser während der Nacht neben ihrem Bette stehen haben.

Selbstverständlich müssen wir uns auch orientieren, ob bereits komplette Retentionen bestanden hatten, ob, insbesondere in den letzten Tagen, bereits Katheter gesetzt wurden und ferner ob jemals Blutungen spontan oder nach Katheterversuchen vorgekommen sind.

Äußere Untersuchung.

Zweckmäßigerweise werden wir nach Betrachtung des Kranken mit der Untersuchung am Kopfe beginnen; hier haben wir vor allem das Aussehen seiner Zunge zu begutachten und dann eine genaue Inspektion der Augen vorzunehmen; ungleich weite Pupillen, fehlende oder verlangsamte Reaktion auf Licht sowie Veränderungen der Kornea rufen den Verdacht auf Lues (spinale Erkrankungen) hervor. Die Prüfung des Rombergschen Symptoms, die Prüfung auf Ataxie, der Patellar- und Achillessehnenreflexe schließt sich an die Augenuntersuchung am besten sofort an.

Am liegenden entkleideten Kranken betrachten wir zunächst die Form des Unterbauches, wo wir eine überdehnte Blase bei abgemagerten Patienten oft schon durch die bloße Inspektion als kugelig hervorragende, zumeist nicht genau median gelagerte Vorwölbung sehen (Abbildung 14). Die Palpation dieser Gegend mit den beiden flach aufgelegten Händen läßt eine auch nur halbwegs stärker gefüllte, z. B. 300 Kubikzentimeter enthaltende Blase deutlich fühlen; die Perkussion der Unterbauchgegend leistet uns bei stärkeren Bauchdecken oder weniger gefüllter Blase gute Dienste. Neben der sonstigen palpatorischen Untersuchung der Bauchorgane haben wir auf das Vorhandensein von Hernien zu achten, insbesondere, ob sie nicht erst in letzter Zeit durch das beim Urinieren notwendige starke Pressen entstanden sind; ferner auf Drüsenschwellungen in inguine, deren Nachweis uns an Lues zu denken gibt. Die weitere Untersuchung erstreckt sich auf Penis und Skrotum; am Penis kann eine Verengerung der Vorhaut oder des Meatus, ein Tumor oder aber eine schon von außen palpable Verengerung der Urethra eine Erklärung der Beschwerden des Kranken bringen. Veränderungen der Hoden werden selten, häufiger dagegen solche der Nebenhoden zur Beobachtung kommen. Einzelne schmerzlose, nach Angabe des Kranken schon lange bestehende Verhärtungen sind zumeist auf eine schon Jahre zurückliegende gonorrhoische Infektion zu beziehen; in letzter Zeit erst nahezu schmerzlos entstandene knotenförmige Verhärtungen müssen an Tuberkulose denken lassen, während vielleicht noch druckempfindliche Residuen einem frischen Epididymitis einen Zusammenhang mit der jetzigen Erkrankung wahrscheinlich machen.

Dem bei Harnstauungen zumeist mehr oder minder schwer geschädigten Zirkulationssystem gebührt eine besondere sorgfältige Untersuchung, die außer der Perkussion und Auskultation des Herzens noch unbedingt in der Messung des Blutdruckes zu bestehen hat, der in Zusammenhang mit dem Grade und der Dauer der Harnstauung und der dadurch hervorgerufenen Nierenschädigung steht.

Daß schließlich die weitere Untersuchung sich auch auf den übrigen Körper (Farbe, Turgor der Haut, Fettpolster, Ödeme) zu erstrecken hat, braucht wohl nicht besonders betont zu werden, da ja das Prostataadenom kein lokal beschränktes Leiden ist, sondern seine Auswirkungen sich auf den ganzen Organismus erstrecken.

Harnuntersuchung.

Für die sich nun anschließende Harnuntersuchung haben wir den Kranken aufzufordern, in zwei Gläser zu urinieren; diesen frisch gelassenen Harn benützen wir zur Untersuchung, worauf dann der inzwischen ausgekochte Katheter eingeführt werden kann. Jetzt erst, nach Gewinnung eines Katheterharns, ist die rektale Palpation anzuschließen; nicht vorher, denn auch bei zarter Palpation gelangt stets etwas Prostatasekret in den Blasenharn, das dann eine Harntrübung und eine positive Eiweißreaktion hervorruft.

Bei der Harnuntersuchung ist zunächst die Feststellung von Wichtigkeit, ob der Harn, insbesondere der in das zweite Glas entleerte oder der mit dem Katheter gewonnene, klar oder trüb ist. Ein Tropfen des dann am besten durch Zentrifugieren gewonnenen Sediments soll mikroskopisch zuerst „nativ" zwischen Objektträger und Deckglas, und zwar vor allem auf Zylinder und rote Blutkörperchen untersucht werden; nach Wegheben des Deckglases trocknen und fixieren wir das Sediment kurz über der Flamme und durchsuchen es nach Färbung mit Methylenblau auf das Vorhandensein von Leukozyten und Bakterien. Insbesondere die Untersuchung des gefärbten Präparates sollte niemals unterlassen werden, zeigt sie uns doch, ob wir es mit einem nichtinfizierten oder infizierten Falle zu tun haben. Die Epithelien, die wir sowohl im nativen wie auch im gefärbten Präparate sehen, können entweder polygonale große Zellen mit großem dunklen Kern oder kleinere zylindrische mit spitzauslaufendem Ende sein. Letztere hat man früher als „Epithelien der oberen Harnwege" oder als „Nierenbeckenepithelien" angesehen; leider findet man auch heute noch in Befunden mancher Laboratorien solche falsche Angaben. Da der ganze Harntrakt, Nierenbecken, Harnleiter, Blase und Urethra prostatica ein vollkommen gleichartiges sogenanntes Übergangsepithel besitzt, ist eine Unterscheidung der Epithelzellen nach ihrer Herkunft unmöglich. Die zuletzt genannten, kleineren und schlankeren Epithelzellen stammen vielmehr aus den tieferen, die größeren polygonalen aus den obersten Schichten der Schleimhaut; irgendeine Schlußfolgerung läßt sich daher aus dem Vorhandensein dieser kleineren „geschwänzten" Epithelzellen nicht ziehen.

Die chemische Untersuchung umfaßt eine Prüfung auf Eiweiß und auf Zucker. Für die Eiweißprobe verwenden wir wenige Tropfen 20% Sulfosalicylsäure, die schon geringste Spuren von Eiweiß durch eine auftretende Trübung erkennen läßt und, im Gegensatz zu den übrigen gebräuchlichen Eiweißreagentien, keinerlei Fehlerquellen besitzt. Zur Reaktion auf Zucker dürfte das Reagens nach Fehling wohl das handlichste sein.

Über die Wichtigkeit der Messung des spezifischen Gewichtes des Harns in jedem Fall und über die daraus sich ergebenden Schlußfolgerungen für unsere Behandlung wird noch ausführlich zu sprechen sein (Seite 52). Was die sonstigen eben genannten Harnuntersuchungen betrifft, so können wir das Vorhandensein von Zylindern und wenn auch kleinen Eiweißmengen in einem klaren diluiertem Harn als Zeichen einer Nierenschädigung durch die Harnstauung werten, ohne hieraus sofort die Diagnose einer Schrumpfniere zu stellen; bei stark konzentriertem Harn dagegen sind kleine Eiweißspuren nahezu die Regel und ohne weitere Bedeutung. Der Nachweis von Leukozyten und Bakterien in der zweiten Harnportion ergibt das Vorhandensein einer Harninfektion und mahnt uns, bei bestehender Harnstauung keine Zeit mit Einsetzen der richtigen Entleerungstherapie zu versäumen. Die Untersuchung auf Zucker schließlich ist wegen der beim Diabetes mellitus oft vorkommenden Polyurie unerläßlich. Seine Kombination mit Harnstauung macht besondere Vorsichtsmaßregeln notwendig, da es ja bekannt ist, daß Diabetiker durch eine hinzutretende Harninfektion besonders gefährdet sind. Bei positivem Fehling soll stets die Höhe des Blutzuckerwertes des nüchtern entnommenen Blutes bestimmt werden (nur von entsprechend eingerichteten Untersuchungsanstalten durchführbar); desgleichen die quantitative Zuckerbestimmung im 24stündigen Harn sowie die Prüfung auf Aceton und Acetessigsäure.

Die Untersuchung mittels des Katheters.

Zur Technik des Katheterismus.

Nach Beendigung der äußeren Untersuchung des Kranken und Durchführung der Harnuntersuchung haben wir den Katheterismus auszuführen.

Das Einführen eines Katheters in die Blase bei vorhandener Prostatahypertrophie oder bei Verdacht auf das Bestehen dieser Erkrankung kann aus verschiedenen Überlegungen heraus erfolgen. Bei plötzlicher, vollständiger Harnverhaltung stellt der Katheterismus die einzig richtige therapeutische Maßnahme zur Behebung der Retention dar. Bei überdehnten Blasen im Stadium der inkompletten Verhaltung leiten wir durch Einführen des Katheters und Ablassen einer bestimmten Harnmenge eine zielbewußte Therapie ein. In ungeklärten Fällen schließlich können wir uns durch die beim Einführen des Instrumentes gemachten Wahrnehmungen über den Zustand der Harnröhre orientieren, wir können auf das Vorhandensein oder Fehlen einer Striktur oder eines sonstigen Hindernisses schließen und können schon aus der dabei meßbaren Länge der Harnröhre das Vorhandensein eines Prostataadenoms wahrscheinlich machen. Das Abfließen einer spontan nicht entleerbaren Harnmenge aus der Blase ergibt schließlich den Nachweis eines Rest- oder Residualharns.

Auf diese für Diagnose und Therapie so überaus wichtige Maßnahme, die Einführung eines Katheters bei bestehendem Prostataadenom, muß etwas genauer eingegangen werden, da sie einen der verantwortungsvollsten Eingriffe bei Harnstauungen darstellt. Ebenso wie das Schicksal einer frischen Wunde von der Hand abhängig ist, die zuerst mit ihr in Berührung kommt, ebenso oder in noch weit höherem Maße ist das Schicksal des Trägers einer kompletten oder inkompletten Harnretention — und um solche Kranke handelt es sich ja zumeist bei der Prostatahypertrophie — abhängig von der Durchführung des ersten Katheterismus.

Eine bestehende Harnstauung besitzt in hohem Grade die Eignung zur Infektion; auch schon wenige Mikroorganismen können leicht Fuß fassen, da sie einerseits wegen der inkompletten Harnretention nicht wieder sofort nach außen entleert werden können, da sie anderseits in dem stagnierenden Harn und in der hyperämischen Schleimhaut einen ausgezeichneten Nährboden vorfinden. Wir müssen uns daher in allen Fällen von Restharn einer peinlichsten Asepsis befleißigen. Das Orificium urethrae muß mit Sublimat oder Benzin gut gereinigt, womöglich soll auch die vordere Harnröhre, in der ja normalerweise stets Bakterien vorhanden sind, mit einer leicht antiseptischen Flüssigkeit (3% Borlösung, Rivanol 1:5000, Pregllösung) ausgespritzt werden. Dann erst ist der unmittelbar vorher ausgekochte Katheter mit Hilfe einer sterilen Pinzette einzuführen (siehe Abbildung 15). Jede andere Art der Sterilisation, wie etwa Einlegen in eine Sublimat- oder Lysollösung usw. ist absolut abzulehnen. Als Gleitmittel soll stets nur eine sterile, in Tuben vorrätig gehaltene Kathetercreme (Vegetalin, Olisthesin, Katheterpurin usw.) zur Verwendung gelangen, Vaseline ist unbedingt verboten. Freilich kann auch gekochtes Glyzerin oder Olivenöl verwendet werden.

Es ist anzuempfehlen, dem Patienten am Tage des Katheterismus und am folgenden Tage je 3 Gramm Hexamethylentetramin zu verordnen, um das Eintreten einer Harninfektion hintanzuhalten. Gleichzeitig mache man ihn auf möglicherweise dadurch auftretende geringe Reizerscheinungen (siehe Seite 71) aufmerksam.

Was nun die Wahl der für Fälle von Prostataadenom am besten sich eignenden Katheterform (Abbildung 16) betrifft, so müssen wir uns diesbezüglich nach den durch die Krankheit

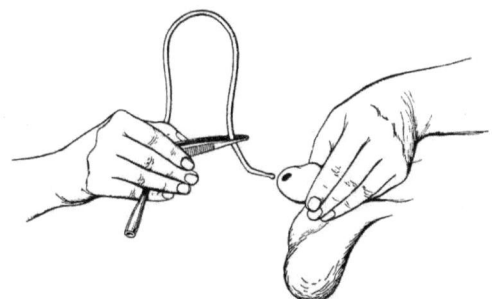

Abbildung 15. Einführen eines Tiemann- Katheters. Zu beachten die Haltung der Finger der linken Hand, die die Harnröhrenöffnung zum Klaffen bringen und die Art, wie der Katheter mit der rechten Hand zu halten ist.

hervorgerufenen anatomischen Veränderungen der Urethra prostatica richten. Beim Prostataadenom liegt ja keine eigentliche Verengung des Harnröhrenlumens wie bei einer gonorrhoischen oder traumatischen Striktur vor; die Erschwerung für das Einführen eines Katheters ist vielmehr durch die ganz unregelmäßige, oft geradezu eine Abknickung darstellende Verbiegung der Harnröhre, sowie durch einzelne ins Harnröhrenlumen weit vorspringende Adenomknoten bedingt (Abbildungen 10, 11 und 12). Dementsprechend darf man, um durch diesen Teil der Harnröhre anstandslos in die Blase zu gelangen, keinen ganz dünnen (sogenannten Striktur-) Katheter (Abbildung 16e) verwenden; im Gegenteil, durch die an den verschiedensten Stellen vorgewölbte und verzerrte Urethra prostatica wird man mit einem solchen Instrument nur selten glatt hindurchkommen. Die Katheterspitze verfängt sich in irgendeiner durch einen vorspringenden Adenomknoten gebildeten Bucht und man kann bei stärkerem Drücken eine Verletzung der hyperämischen Schleimhaut setzen, wenn man nicht sogar durch einen Adenomknoten hindurch auf dem Weg einer Fausse route, also nur mit Beibringung einer recht gefährlichen Verletzung, in die Blase gelangt. Der Gummikatheter, den wir in solchen Fällen wählen, soll daher von mittlerer Stärke sein, am besten 16 bis 18 der Charrièreschen Skala (entsprechend einem Durchmesser von $5^1/_3$ bis 6 Millimeter). Als Katheterform der Wahl betrachten wir den Tiemannkatheter (Abbildung 16c), den wir jeder anderen Art und Form von Kathetern vorziehen. Er unterscheidet sich von den gewöhnlich in Gebrauch stehenden Nelatonkathetern (Abbildung 16b) durch seine leicht abgebogene, vorne knopfförmig endigende, solide Spitze. Durch diese aufgebogene Spitze, die bei der Einführung stets nach aufwärts sehen soll, gleitet er längs der vorderen, beim Prostataadenom unveränderten Wand der Harnröhre zumeist glatt in die Blase. Wie keinem anderen Katheter gelingt es ihm, die durch die vorspringenden Prostataadenomknoten verzogene Urethra prostatica zu passieren, und zwar dadurch, daß seine leichter bewegliche, dünnere Spitze dem nachfolgenden dickeren Gummirohr den richtigen Weg weist. Man muß beim Einführen nur den Kunstgriff gebrauchen, den Katheter im Fall des Steckenbleibens etwas zurückzuziehen, inn dann ein wenig um seine Längsachse zu drehen und jetzt erneut vorzuschieben. Es soll bei Besprechung der Katheterform nicht versäumt werden, eindringlichst auf dieses Modell des weichen Gummikatheters aufmerksam zu machen, das leider immer noch viel zu wenig bekannt ist und sich auch in allen übrigen Krankheitsfällen, bei denen wir einen Katheterismus vorzunehmen haben, ausgezeichnet bewährt. Tiemann-

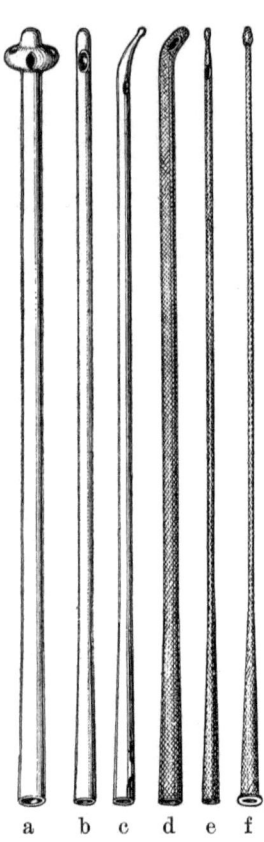

Abbildung 16.
a Pezzer-, b Nelaton-, c Tiemann-, d Seidengespinst- (Mercier-), e Striktur-, f Guyon-Katheter.

katheter sollten in keinem Instrumentarium eines praktischen Arztes fehlen und sollten stets die gewöhnlichen Nelaton-, vor allem aber die halbsteifen Seidengespinstkatheter (Mercier, Abbildung 16d) ersetzen.

Die Einführung des Katheters soll stets nur am liegenden Patienten vorgenommen werden. Es ist begreiflich, daß die Schwierigkeiten des Katheterismus am größten sind in Fällen von **akuter Harnretention**; gerade hier ist auf eine bequeme, völlig flache Lagerung des Kranken besonderer Wert zu legen. Stößt der Katheter auf ein Hindernis, das durch den oben erwähnten Kunstgriff nicht zu überwinden ist, so ist es oft von Vorteil, einen um eine Nummer dünneren oder stärkeren Katheter zu nehmen. Bleibt der Katheter neuerlich stecken, so versuche man, mit einem Finger ins Rektum einzugehen (oder besser noch dies von einem zweiten Arzt tun zu lassen) und dort die Prostata nach oben zu drücken, um damit der Harnröhre eine andere Richtung zu geben. In anderen Fällen wieder kommt man besser vorwärts, wenn man mit der flach über der Symphyse aufgelegten Hand die gefüllte Blase nach abwärts drückt. **Unbedingt aber ist jede Gewaltanwendung zu vermeiden**; nicht nur, daß man damit nichts erreicht, kann man leicht eine Verletzung hervorrufen, in der sich dann die Katheterspitze bei jedem neuerlichen Einführungsversuch nur zu leicht verfangen wird. Hat man dagegen den Katheter ohne Gewaltanwendung in die Blase gebracht, so braucht man wegen einer geringen dabei auftretenden Blutung nicht ängstlich zu werden, da ja bei einer kompletten Verhaltung die Harnröhrenschleimhaut stets überaus blutreich und geschwollen ist.

Für ganz besonders gefährlich ist bei der Prostatahypertrophie der **Metallkatheter** anzusehen, der ebenso leicht wie dünne Striktur- (Seidengespinst-) Katheter (Abbildung 16e) schwere Verletzungen der Schleimhaut der prostatischen Harnröhre oder der Adenomknoten, ja selbst Durchbohrungen dieser verursachen kann. Schwere Blutungen und Infektionen des Prostataadenoms können sich leicht an derartige Traumen anschließen. Die Meinung über die Anwendung von Mercierkathetern (Abbildung 16d) in ihren verschiedenen Abarten (coudé, bicoudé) ist eine geteilte; wir glauben, daß sie in weniger geübten Händen an Gefährlichkeit den Metallkathetern nicht viel nachstehen.

Jedes Einführen eines Instrumentes durch die Harnröhre kann infolge der dort normalerweise vorhandenen Keime zu einem Fieberanfall Veranlassung geben; doch wird dieses seit altersher als **Katheterfieber** bezeichnete, oft mit einem Schüttelfrost und schweren Allgemeinerscheinungen einhergehende, den Patienten und seinen

Arzt sehr alarmierende Ereignis zumeist nur dann eintreten, wenn es dabei zu Verletzungen der Harnröhre gekommen ist, insbesondere, wenn auch gleichzeitig eine Harninfektion vorliegt. Wir nehmen an, daß es sich hiebei um ein Übertreten von Keimen in die Blutbahn handelt, die infolge einer Organ- oder Systemspezifität zu kleinen Abszeßchen in den Nieren führen. Darüber hinaus ist bei der Prostatahypertrophie eine Katheterverletzung besonders zu fürchten, da es dabei sowohl zu akuten Infektionen des Restharns, wie auch zu akuten Entzündungen der Prostata oder des Adenoms kommen kann, wobei in den schon durch die kongestive Hyperämie und die Harnstauung geschädigten Organen die Infektion oft eine rasche und verhängnisvolle Ausbreitung findet.

Schließlich sei noch einer Methode der Entleerung gedehnter Blasen gedacht, die dann indiziert erscheint, wenn es nicht gelungen ist, einen Katheter durch die Harnröhre hindurchzubringen, der **suprasymphysären Punktion der Blase**. Die Blasenpunktion mit dem dicken gebogenen **Fleurantschen Troikart**, der sich leider noch immer in den chirurgischen Bestecken für dringliche Operationen findet, kann derzeit geradezu als **Kunstfehler** gewertet werden; sie ist ersetzt worden durch die sogenannte „**kapilläre Blasenpunktion**", zu der eine Rekordspritze mit angesetzter langer Hohlnadel verwendet wird. Aber auch dieser nur eine kleine Verletzung setzende Eingriff kann selbst bei einwandfreier Technik nicht als völlig ungefährlich gewertet werden; es mehren sich in der Literatur die Fälle, bei denen es selbst bei völlig lege artis durchgeführter suprasymphysärer Punktion zu Verletzungen des Peritoneums, ja selbst von Darmschlingen und zu sich daran anschließender tödlicher Peritonitis gekommen ist. Es sei daher von ihr nur in den allerdringlichsten Fällen Gebrauch gemacht, wenn ein Katheter nicht in die Blase eingeführt werden kann und keine Möglichkeit besteht, die in einem solchen Falle indizierte Blasenfistel sofort anzulegen.

Technik: Rasieren des Mons pubis, Alkoholwaschung und Jodierung der Haut. Knapp oberhalb der Symphyse sticht man die Hohlnadel 5 bis 6 Zentimeter weit senkrecht in die Tiefe und aspiriert mit der Spritze den Harn. Die Blase soll so vollständig wie möglich entleert werden, denn nur eine sich kontrahierende Muskulatur kann den Stichkanal soweit abdichten, daß es zu keinem Aussickern von Harn in das perivesikale Gewebe kommt.

Differentialdiagnose der Harnverhaltung. Eine Harnverhaltung kann, in Anlehnung an ein altes Schema, seine Ursache in folgenden Erkrankungen haben: Im ersten Lebensjahrzehnt kongenitale Veränderungen. Zwischen 20 und 30 Jahren eine Prostatitis parenchymatosa oder einen Prostataabszeß (siehe Seite 7), später dann bis etwa zum 50. Lebensjahr die Harnröhrenstriktur. Nach dieser Zeit sind die Harnverhaltungen zumeist bedingt durch Veränderungen der Prostata (Hypertrophie, Karzinom), seltener durch Veränderungen des Blasensphinkters (siehe Seite 15). In jedem Lebensalter aber können spinale Erkrankungen (Meningocele, Tabes, Myelitis, multiple Sklerose, Syringomyelie u. a. m.) unvollständige oder vollständige Verhaltungen verursachen.

Über die Entleerung der Blase.

Ist es unter Befolgung der erwähnten Richtlinien gelungen, leicht oder ohne allzu große Schwierigkeiten den Katheter bis in die Blase einzuführen, so ist, wenn der Kranke vorschriftsgemäß knapp vorher ausuriniert hat, der nun abfließende Harn als Restharn zu betrachten; unser Bestreben geht begreiflicherweise dahin, die Blase jetzt völlig zu entleeren, einerseits um die Größe der Harnstauung zu messen und für die dann folgende bimanuelle Prostatapalpation die notwendige Vorbedingung zu schaffen, anderseits um dem Patienten eine größtmöglichste Erleichterung zu verschaffen.

Ist es nun gestattet, in allen Fällen, unabhängig von der Größe des Residuums, stets die Blase völlig leer laufen zu lassen?

Vor Beantwortung dieser so überaus wichtigen Frage über die Entleerung der Prostatikerblase, die ja für das weitere Schicksal des Kranken von einschneidendster Bedeutung ist, sei nochmals an die früher bereits erwähnten Folgen einer Harnstauung erinnert: Eine geringe, zum Beispiel unter 150 Kubikzentimeter betragende chronische Restharnmenge führt niemals zu schwereren Schädigungen der Nierenfunktion; ebensowenig eine akute Verhaltung in einer Blase, die vorher keinen oder nur geringen Restharn beherbergt hat. Es handelt sich also hier um einen praktisch noch mehr oder minder nur auf die Blase lokalisierten Krankheitszustand, bei dem wohl Störungen der Nieren, des Herzens, des Blutdrucks eingetreten sein können, aber noch nicht irgendwie bedrohliche Formen angenommen haben.

Hat dagegen eine Harnstauung bereits längere Zeit bestanden, was ja bei einer größeren, sagen wir 300 Kubikzentimeter übersteigenden Restharnmenge immer anzunehmen ist, so sind ihre Auswirkungen, vor allem auf die Nierenfunktion ohne Ausnahme schon eingreifender und in vielen Fällen ohne weitere Untersuchung schon aus dem Aussehen und dem Bericht des Kranken (siehe Seite 39) erkennbar. Anatomisch findet sich hier eine Erweiterung beider

Ureteren und Nierenbecken und eine Kompression oder Verdünnung des Nierenparenchyms vor. Darüber wie über die Wandveränderungen wurde schon auf Seite 29 einiges ausgeführt. Es sei noch ergänzt, daß wir hier stets mit einem reichlichen und erweitertem Venennetz in den Wandungen der ableitenden Harnwege zu rechnen haben. Wenn wir in solchen Fällen die Blase völlig entleeren, so tritt nicht nur in diesem Organ, sondern auch in den oberen Harnwegen die gleiche Druckentlastung ein, wobei es bei nicht sachgemäßem Vorgehen zu einer Reihe von schweren, oft nicht mehr gutzumachenden, ja sogar zu tödlichen Folgen kommen kann (schwere Blutungen, Oligurie oder Anurie, Kollaps).

Haben wir nun in der Praxis die Frage des Vorgehens in dem einzelnen Fall zu beantworten, so geht aus den obigen Ausführungen hervor, daß wir *in allen jenen Fällen die Blase — ganz unabhängig von der Größe der in ihr enthaltenen Harnmenge — völlig entleeren können,* in denen die Harnstauung *noch keine Schädigungen der Nierenfunktion* nach sich gezogen hat.

Die Entscheidung hiefür erbringt uns das spezifische Gewicht des Harns; liegt dieses bei oder über 1015 (der aus dem Katheter abrinnende Harn hat eine dunkelbraune Farbe), so kann eine schwerere Nierenschädigung nicht vorliegen; wir können daher ohne Sorge die Blase leer laufen lassen und sollen nachher den Katheter — zumindest in nicht infizierten Fällen — wieder entfernen. In diese Gruppe fallen demnach die Fälle mit geringem Restharn und die Fälle mit kompletter Harnverhaltung, bei denen, was wir ja in diesem Moment nicht wissen können, vorher kein oder nur wenig Restharn bestanden hatte. Über die weitere Behandlung dieser Fälle akuter Retention siehe Seite 78.

Zeigt uns das Urometer aber ein spezifisches Gewicht unter 1015, was wir bei einiger Erfahrung auch schon an der lichten Harnfarbe ermessen können, dann haben wir mit einer beträchtlichen Harnstauung auch in den oberen Harnwegen und einer vorgeschrittenen Nierenschädigung (siehe S. 34) zu rechnen. Hier tritt dann die alte schon von Guyon als Regel festgelegte „schrittweise Entleerung" in ihr Recht. Wir entleeren beim ersten Katheterismus 300 Kubikzentimeter, nach 12 Stunden 400 und dann bei jedem weiteren Katheterismus um 100 Kubikzentimeter mehr, bis dann einmal die Blase völlig entleert ist. Jetzt erst dürfen wir einen Katheter als Verweilkatheter befestigen. Bei dieser schrittweisen Entleerung muß der Katheter nach Ablassen der entsprechenden Harnmenge stets wieder entfernt werden. Das Einlegen eines Dauerkatheters darf nicht vor der völligen Entleerung der Blase, was in 3 bis 8 Tagen stets zu erreichen ist, stattfinden.

Der Grund hiefür ist die Gefahr, die eine Harninfektion, die bei liegendem Katheter unausweichlich ist, bei bestehendem Restharn mit sich bringt: rasche Wucherung der Bakterien im gestauten Harn, rasche Verbreitung der Infektion auf die oberen Harnwege und die Nieren, rasche Resorption der Toxine oder auch Durchtritt der Keime durch die kongestiv-hyperämisch aufgelockerten Wandungen der harnabführenden Wege.

Dieses Vorgehen hat für alle nicht infizierten Fälle als typisch zu gelten. Ist der entleerte Harn aber trüb, zeigt die mikroskopische Untersuchung des mit Methylenblau gefärbten Sediments Bakterien oder Leukozyten, dann müssen wir trachten, die Blase rascher zu entleeren, um sobald wie möglich zu einer Dauerdrainage der infizierten Harnwege zu gelangen.

In solchen Fällen können wir aber auch ein anderes neueres Vorgehen befürworten. Während man bisher in solchen Fällen die Entleerung schneller vornahm, also bei jedem Katheterismus nicht um 100, sondern um 200 Kubikzentimeter mehr entleerte als das vorige Mal, oder aber noch größere Harnmengen auf einmal abließ und den Entleerungsüberschuß durch eine sterile Lösung (Bor, Rivanol) ersetzte, geht man nach in neuer Zeit wieder gewonnenen Erfahrungen wohl am besten so vor, daß man hier **gleich beim ersten Katheterismus den Katheter als Dauerkatheter** befestigt, unabhängig von der in der Blase enthaltenen Harnmenge und unabhängig vom spezifischen Gewicht des Harns. *Eine Maßnahme ist aber in solchen Fällen von entscheidender Bedeutung, das ist, daß in solchen Fällen der Katheter stets und ununterbrochen offen gehalten werden muß. Er darf selbst für kurze Zeit niemals geschlossen werden.* Genaueres über die weitere Behandlung solcher Fälle, deren Zustand als überaus ernst zu betrachten ist, soll später noch ausgeführt werden (Seite 84), eines sei jedoch hier schon erwähnt, daß diese Behandlung niemals ambulatorisch durchzuführen ist. Bei geeigneter Pflege und Aufsicht kann die Behandlung wohl auch im Privathaus vorgenommen werden; besser jedoch wird man solche schwere Fälle in einer Krankenanstalt unterbringen.

Rektale Untersuchung der Prostata.

Die rektale Untersuchung ist natürlich stets schon bei der ersten Untersuchung des Patienten vorzunehmen. Ist die Blase aber zu diesem Zeitpunkt noch nicht völlig entleert, so muß man die Palpation vom Rektum aus später nochmals wiederholen; denn erst dann ist die Möglichkeit geboten, durch bimanuelle Untersuchung einen genaueren Aufschluß über die Ausdehnung und Größe des Prostatatumors zu gewinnen.

Die digitale Untersuchung vom Mastdarm aus kann man wohl am stehenden, über einen Tisch gebeugten Patienten oder in Knie-Ellenbogenlage ausführen; nach eigener Erfahrung scheint es aber gerade bei der Prostatahypertrophie am vorteilhaftesten zu sein, sie bei Rückenlage des Kranken vorzunehmen. Der Zeigefinger der rechten Hand palpiert vom Rektum aus, die über der Symphyse aufgelegte linke Hand drückt die gut entspannten Bauchdecken so tief dem von unten her andrängenden Zeigefinger entgegen, daß bei nicht zu dicken Patienten der Prostatatumor zwischen die Finger beider Hände zu liegen kommt. (Ist in diesem Moment die Blase noch nicht entleert, so kann man sie als elastische Resistenz fühlen und dabei ein Urteil über das Vorhandensein eines Restharns gewinnen; die Prostata freilich ist dann schwerer oder gar nicht von ihrer oberen Seite her zu erreichen.) Nur auf diese Weise ist es möglich, einen tatsächlichen Aufschluß über die Größe der Hypertrophie zu gewinnen, da ja die intravesikal entwickelten Adenomanteile der alleinigen rektalen Untersuchung begreiflicherweise entgehen müssen.

Die Diagnose einer gutartigen Prostatahypertrophie machen wir auf Grund der rektalen Untersuchung dann, wenn wir eine — fast stets — symmetrische Vergrößerung beider Hälften der Prostata fühlen, zwischen denen zumeist eine seichte Furche, der Harnröhre entsprechend, vorhanden ist. Die Oberfläche des gutartigen Adenoms ist völlig glatt, weist also nirgends Vorwölbungen oder Unebenheiten auf, seine Konsistenz ist das eine Mal als weich elastisch, das andere Mal als derb zu bezeichnen; differentialdiagnostisch wichtig ist aber, daß die Konsistenz einer gutartigen Hypertrophie an allen Stellen genau die gleiche sein muß. Ein Druck auf die Geschwulst löst keine Schmerzempfindung aus. Die Begrenzung der Hypertrophie ist nach allen Seiten eine scharf abgesetzte und einwandfreie, die Rektalschleimhaut ist über dem Tumor leicht verschieblich.

Während man bei einer deutlichen Vergrößerung des rektal palpablen Prostataanteils ohne weiteres die Diagnose einer Hypertrophie stellen darf, kann aus einem normalen Palpationsbefund das Fehlen einer Hypertrophie nicht ohne weiters geschlossen werden, da ja die intravesikal entwickelten Adenome bei alleiniger Rektalpalpation nicht nachweisbar sind.

Differentialdiagnose. Bei einem in der Prostatagegend lokalisierten Tumor kommen neben dem Prostataadenom und dem Karzinom (siehe Seite 105) noch in Betracht: Prostatitis, Prostataabszeß, Tuberkulose der Prostata, Steine der Prostata und das ganz seltene Sarkom.

Ohne hier auf das klinische Bild dieser Erkrankungen, das uns wertvolle und oft entscheidende Hinweise auf die Diagnose liefern kann, nochmals einzugehen, sei nur hinsichtlich des rektalen Palpationsbefundes erwähnt, daß bei manchen Formen der **chronischen Prostatitis** wohl auch eine Vergrößerung der Prostata nachzuweisen ist, daß hier aber Konsistenzunterschiede, einzelne derbe, sich infiltriert anfühlende Stellen niemals fehlen. Das Abfließen des Eiterzellen enthaltenden Sekrets beweist wohl das Vorliegen einer Entzündung, gestattet aber nicht, eine Hypertrophie auszuschließen, in welcher sich ja auch Entzündungen festsetzen können. Beim Prostataabszeß, der sowohl in einer nicht vergrößerten Prostata wie auch bei vorhandener Prostatahypertrophie durch Fortleitung der Infektion von den Harnwegen aus oder metastatisch entstehen kann, gestattet der Nachweis einer Fluktuation des ganzen Tumors oder einzelner Stellen und etwaiges Abfließen eitrigen Sekrets aus der Urethralmündung während der Untersuchung die Stellung der Diagnose. Die Druckschmerzhaftigkeit der Prostataschwellung ist oft recht bedeutend; eine teigige Infiltration der Umgebung der Prostata kann als Beweis des Übergreifens der Entzündung über die Grenzen der Prostatadrüse hinaus vorhanden sein.

Bei der Prostatatuberkulose kommt es nur selten zu einem großen Tumor; in der zumeist wenig vergrößerten Drüse finden sich derbe, knotige oder flache, wenig druckschmerzhafte Infiltrate, die eine symmetrische Anordnung vollkommen vermissen lassen. Ist es schon zu einer Abszeßbildung gekommen, so können ähnliche Befunde wie bei den anderen Infektionserregern ihre Entstehung verdankenden Abszessen sich vorfinden.

Ein größerer Stein in der prostatischen Harnröhre kann leicht Anlaß zu einer Verwechslung mit einer beginnenden malignen Degeneration geben.

Das seltene Sarkom ist als solches außerordentlich schwer zu diagnostizieren; in den meisten Fällen wurde unter der Diagnose eines Prostataabszesses operiert.

Cystoskopische Untersuchung bei Prostatahypertrophie.

Die cystoskopische Untersuchung in Fällen von Prostataadenom soll im Rahmen dieser Besprechung nur gestreift werden, da sie ja nur von fachärztlicher Seite ausgeführt werden kann. Der Nachweis einer unregelmäßig gegen das Blasenlumen zu vorgewölbten Übergangsfalte (Sphinkterring) — in Form einzelner prominenter Knoten oder eines sogenannten Mittellappens oder eines den Blasenausgang ringförmig umgebenden Adenomwalles ähnlich einer Portio vaginalis uteri — oder das Fehlen eines gegen das Blaseninnere gerichteten Tumorwachstums ermöglicht es, zusammen mit der bimanuellen rektalen Palpation einen genauen Einblick hinsichtlich der Größe und Anordnung des Adenomwachstums zu gewinnen. Durch die Cystoskopie ist es ferner möglich, sonstige noch vorhandene pathologische Blasenzustände aufzudecken. Als wichtigste seien hier Blasensteine, papilläre Tumoren und vor allem das kongenitale Blasendivertikel genannt. Das Übersehen gerade dieser Erkrankung kann den Erfolg einer sonst lege artis durchgeführten Prostatektomie vollständig zunichte machen.

In Fällen von Hämaturie oder Pyurie ist es unmöglich, eine genaue Diagnose ohne Zuhilfenahme des Cystoskopes zu stellen.

Die Vornahme einer Blasenspiegelung halten wir in allen Fällen von Miktionsstörungen, somit auch bei der Prostatahypertrophie für unerläßlich. Bei Vorhandensein einer größeren Restharnmenge darf sie freilich nicht vor entsprechender Entleerung der Blase und Besserung der Nierenfunktion und damit des Allgemeinzustandes ausgeführt werden. Die durch die Blasenspiegelung zu erreichenden Aufschlüsse sind durch keine andere Untersuchungsmethode zu ersetzen. Erst durch sie erhalten wir ein hinreichend genaues Bild der pathologischen Veränderungen und erst dann können wir genaue Indikationen für eine erfolgversprechende Behandlung aufstellen.

Röntgenuntersuchung bei Prostatahypertrophie.

In allen Fällen von Prostatahypertrophie sollte eine Röntgenaufnahme des gesamten Harntraktes vorgenommen werden; denn nur allzuoft finden sich, ohne daß klinische Erscheinungen hiefür vorliegen, Konkremente in den Nieren; das Übersehen von Nierensteinen hat schon oft zu schweren und dann in ihrer Genese unklaren Komplikationen im Verlauf der Behandlung der Prostatahypertrophie geführt (siehe auch Seite 95). Es sei hier aber darauf hingewiesen, daß die aus Harnsäure oder harnsauren Salzen bestehenden Steine röntgenologisch keinen oder einen kaum sichtbaren Schatten geben; ein negatives Röntgenbild ist demnach nicht als sicherer Beweis für das Fehlen von Steinen anzusehen.

In Fällen, in denen der Verdacht auf ein Prostatakarzinom vorliegt, müssen auch Aufnahmen des Knochensystems, vor allem der Wirbelsäule und der Rippen veranlaßt werden, da das Vorhandensein der oft sehr frühzeitig auftretenden Knochenmetastasen die diagnostische Klärung bringt.

Wertvoller als die „Leeraufnahme" ist die Cystographie der mit schattengebender Flüssigkeit (oder mit Luft) gefüllten Blase. Als Flüssigkeit ist die bis vor kurzem gebräuchlich gewesene Jod- oder Bromnatriumlösung (wegen ihrer stark reizenden Eigenschaft) abzulehnen, wir verwenden jetzt entweder 20%iges Uroselektan, 10- bis 15%iges Abrodil oder Thorotrast; von allen öligen Lösungen (Jodipin) soll man wegen Gefahr der Fettembolie absehen. Vor dem

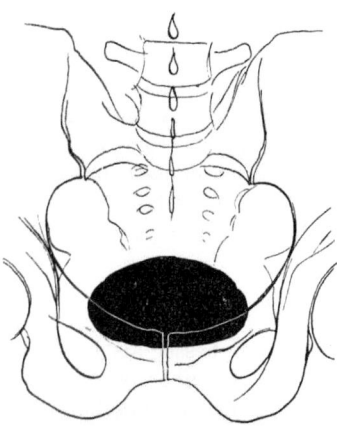

Abbildung 17. Skizze eines Röntgenbildes einer normalen mit Kontrastlösung gefüllten Blase. Zu beachten die gleichmäßige ovale Form und die glatte Begrenzung. Die untere leicht konvexe Blasenkontur überdeckt den oberen Symphysenrand.

Durchleuchtungsschirm (Cystoradioskopie) können wir die Füllung der Blase beobachten und von geeigneten Füllungsstadien bei entsprechender Stellung des Patienten dann Aufnahmen gewinnen.

Das normale Blasenbild

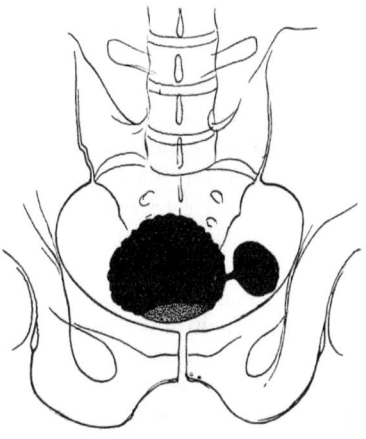

Abbildung 18. Skizze eines Röntgenbildes einer mit Kontrastlösung gefüllten Blase bei Prostatahypertrophie und kongenitalem Blasendivertikel. Zu beachten die unregelmäßige Begrenzung der Blase, hervorgerufen durch die sekundären Divertikel (Balkenblase); die durch das intravesikale Adenomwachstum bedingte konkave Einbuchtung der unteren Blasenkontur, die durch eine subvesikale Adenomentwicklung über den oberen Symphysenrand gehoben ist; weiters das angeborene primäre Divertikel, das durch einen schmalen Stiel mit der Blase in Verbindung steht.

stellt sich als liegendes Oval mit
völlig glatter Begrenzung dar, dessen untere Kontur den Symphysenschatten berührt oder darunter hinabreicht (Abbildung 17). Bei der Prostatahypertrophie dagegen liegt die untere Blasenbegrenzung 1 bis 1½ Zentimeter über der Symphyse; die untere Blasenkontur ist entweder geradlinig oder konkav oder nur in der Mitte eingedellt, je nachdem, ob das Adenom den Blasenboden als Ganzes gehoben hat oder nur die Sphinktergegend vorwölbt. Adenomknoten, die

weit in die Blasenlichtung vorragen, stellen sich als Aussparung des Blasenbildes oft gut dar (Abbildung 18). Auch die sonst glatte Begrenzung des übrigen Blasenbildes ist eine mehr oder minder unregelmäßige geworden, da die bei der Trabekelblase stets vorhandenen sekundären Blasendivertikel unregelmäßig über die normale Blasenbegrenzung hinausragen. Größere Blasensteine und Blasentumoren sind als Füllungsdefekte erkennbar; die Größe und Ausdehnung der oft mächtige Säcke darstellenden, primären (angeborenen) Blasendivertikel ist nur auf diese Weise zu bestimmen (Abbildung 18). Und schließlich hat man bei der Durchleuchtung der mit Kontrastlösung gefüllten Blase auch stets auf das Vorhandensein einer Insuffizienz des Ureterverschlusses zu achten; ist eine solche vorhanden, so tritt eine Füllung des Ureters oder auch Nierenbeckens einer oder beider Seiten auf.

Verwendet man Luft zur Blasenfüllung, so lassen sich die in die Blasenlichtung vorragenden pathologischen Veränderungen (intravesikale Adenomanteile, Steine, Tumoren) besser als bei Verwendung einer Kontrastflüssigkeit darstellen. Da aber, wenn auch selten, Luftembolien mit tödlichem Ausgang bereits vorgekommen sind, so soll man auf diese Methode nur in Ausnahmsfällen, wenn eine diagnostische Klärung auf keine andere Weise zu erhalten ist, zurückgreifen.

Nierenfunktionsprüfungen.

Die Auswirkungen der Harnstauung auf die Nierenfunktion wurden in den vorangehenden Abschnitten bereits mehrmals erwähnt; es kommt ihnen im Krankheitsbild der Prostatahypertrophie sicherlich die allergrößte Bedeutung zu. Schon bei Besprechung der Art der Entleerung gestauter Blasen konnte man ersehen, wie sehr das Vorhandensein und der Grad der Nierenschädigung als richtunggebend für unsere therapeutischen Maßnahmen in diesem Momente zu werten sind. Aus den folgenden Ausführungen wird hervorgehen, daß darüber hinaus auch die Wahl der Therapie, konservativ oder chirurgisch, und weiter noch die Art der chirurgischen Therapie und der hiefür geeignete Zeitpunkt neben anderem vor allem von dem Zustand der Nierenfunktion entscheidend beeinflußt wird. Da überdies die Vornahme der wichtigsten Nierenfunktionsprüfungen ohne weiteres durch den praktischen Arzt möglich ist, sollen sie schon hier, noch vor Eingehen in den therapeutischen Teil, soweit wie notwendig besprochen werden.

Zur Beurteilung der Nierenfunktion in Fällen von Harnstauung kommen drei Arten von Untersuchungen in Betracht, die sich gegenseitig ergänzen und stets ausgeführt werden sollen:

1. die Prüfung der Ausscheidung eines injizierten Farbstoffes (Indigokarmin),
2. die Untersuchung des Blutes auf seinen Gehalt an Reststickstoff (eventuell auch auf Phenole),
3. der Verdünnungs-Konzentrations-Versuch.

1. Die Indigokarminprobe.

Indigokarmin kann intramuskulär oder intravenös injiziert werden. Für die intramuskuläre Injektion läßt man 1 Pastille (0,08 Gramm) Indigokarmin in 20 Kubikzentimetern destillierten Wassers aufkochen; die erkaltete Lösung wird am besten an der Außenseite des Oberschenkels eingespritzt. Die Lösung soll stets vor Gebrauch frisch zubereitet werden. Besser noch verwendet man die in Ampullen mit Novokainzusatz erhältliche Lösung (Gewa). In den letzten Jahren sind wir von dieser Art der Anwendung abgekommen, da sie dem Patienten doch mehrere Stunden dauernde Unannehmlichkeiten bereitet. Wir nehmen sie nur dann vor, wenn keine Venen für die intravenöse Einverleibung vorhanden sind.

Intravenös injizieren wir eine geringere Menge des Farbstoffs, (0,02), und bedienen uns hiefür der unter dem Namen Cystochrom (Chemosan, Wien) bereits gebrauchsfertig in den Handel gebrachten Ampullen. Auch von der Firma Laokoon in Lwow (Polen) und in letzter Zeit von Bayer wird eine Indigokarminlösung für intravenöse Injektion in Ampullen hergestellt. (Vor der Injektion überzeuge man sich, ob nicht, wie dies nur allzuoft der Fall ist, ein Teil der Substanz ausgefallen ist; der Niederschlag geht durch Eintauchen der Ampulle in warmes Wasser leicht und rasch wieder in Lösung).

Während wir sonst in die Urologie die Indigoausscheidung bei eingeführtem Cystokope beobachten (Chromocystoskopie) und hiebei die wertvollsten Aufschlüsse über die Funktion jeder Niere für sich allein gewinnen, ist dieses Vorgehen in Fällen von Prostatahypertrophie nicht unbedingt erforderlich, es sei denn, daß der Verdacht auf eine besondere Erkrankung einer Niere vorliegt, wie beispielsweise Stein, Hydro- oder Pyonephrose, Nierentumor usw. Wir kommen hier mit der Bestimmung der „Gesamt-Nierenfunktion" völlig aus. Zu diesem Zwecke legen wir einen Katheter in die Blase ein, überzeugen uns durch Spülung mittels gekochten Wassers oder Kochsalzlösung von seiner richtigen Lage (diesbezüglich siehe Seite 86) und spritzen, wenn der Harn nicht gut und ständig abtropft, alle 2 Minuten wenige Kubikzentimeter einer wasserklaren Spülflüssigkeit ein, um eine in der oft tiefen, hinter dem Prostataadenom befindlichen Ausbuchtung (Recessus retroprostaticus) etwa angesammelte Menge gefärbten

Harns zum Vorschein zu bringen. Jetzt beobachten wir, indem wir den abtropfenden Harn in einer Eprouvette auffangen, mit der Uhr in der Hand den Eintritt der ersten Färbung, stellen fest, ob die erste Farbausscheidung eine grüne oder blaue Farbe hat, weiters die Farbintensität am Beginn sowie ihre Zunahme in den nächsten Minuten.

Bei völlig nierengesunden Personen wird nach intravenöser Injektion der Harn nach 4 bis 7 Minuten ausgesprochen blau, die Farbintensität nimmt in den nächsten Minuten bis zu einem tief dunklen Farbton zu. Bei intramuskulärer Injektion tritt die erste Färbung nach 7 bis 10 Minuten auf, die Zunahme der Intensität geht um weniges langsamer vor sich. (Zur Vermeidung von Irrtümern sei hier erwähnt, daß bei cystoskopischer Beobachtung diese Zahlen eine geringe Verminderung, etwa um 1 bis 2 Minuten erfahren, da hier die erste Farbausscheidung früher erfaßt werden kann als bei Beobachtung des aus dem Katheter abtropfenden Harns.) Jede Verzögerung über die genannten Zahlen hinaus muß, wenn nicht gerade in einem Stadium einer Oligurie untersucht wurde, als eine Schädigung der Nierenfunktion gedeutet werden. Weiters ist nur der Eintritt eines rein blauen oder zumindest blaugrünen Farbtons als der erste Moment der Ausscheidung zu registrieren, eine grüne Färbung des Harns ist nicht als genügend zu erachten. Als äußerste Grenze einer Nierenfunktionsschädigung, die noch die einzeitige Prostatektomie zuläßt, kann eine blaue Ausscheidung von 16 bis 20 Minuten bei intramuskulärer Injektion und von 12 bis 15 Minuten bei intravenöser angenommen werden.

2. Die Reststickstoffbestimmung.

Die zweite Methode der Schätzung der Nierenfunktion, die ebenfalls ohne Schwierigkeit und bei ambulanten Kranken ausgeführt werden kann, ist die Bestimmung des Reststickstoffs im Blute (Stickstoffgehalt des Blutes nach Fällung der Eiweißkörper, daher ,,Rest''-Stickstoff). Die chemische Untersuchung selbst kann freilich nur in einem dafür eingerichteten Laboratorium durchgeführt werden. Die Werte werden in Milligrammen auf 100 Kubikzentimeter Blut berechnet, also als ,,Milligrammprozente'' mitgeteilt.

Zum Zweck der Untersuchung entnehmen wir aus der Kubitalvene des Kranken eine halbe Eprouvette (10 bis 15 Kubikzentimeter) Blut. Die Eprouvette braucht nicht steril, muß aber rein und trocken sein: das gleiche gilt von der zur Absaugung benützten Rekordspritze. Allgemein wird gefordert, was auch wünschenswert erscheint, daß das Blut dem nüchternen Patienten entnommen werde; bei nicht in einer Anstalt befindlichen Patienten führe ich aber die Blutentnahme stets in der Sprechstunde aus und habe niemals irgendwie in die Wagschale fallende Wertunterschiede feststellen können. Dagegen soll das Blut noch am selben Tage dem Laboratorium eingesendet werden, da beim längeren Verweilen noch dazu in einem nichtgekühlten Raum eine Zersetzung eintreten könnte.

Die normalen Reststickstoffwerte schwanken zwischen 20 bis 40 Milligrammprozent. Erhöhungen auf 60 bis 100 zeigen schon eine beträchtliche Nierenfunktionsstörung an; bei Werten von über 100 kann man schon von einer beginnenden Urämie sprechen. **Für die einzeitige Prostatektomie darf der Reststickstoff 50 Milligrammprozent keinesfalls übersteigen.**

Der Nachweis der im Darme gebildeten aromatischen Fäulnisprodukte (Phenole, aromatische Oxysäuren) geschieht mittels der Xanthoproteinreaktion: Enteiweißen des Serums mittels 20%iger Trichloressigsäure; zu 2 Kubikzentimetern des Filtrates werden 0,5 Kubikzentimeter konzentrierte Salpetersäure hinzugefügt und 1 Minute aufgekocht; nach dem Erkalten werden 1,5 Kubikzentimeter 33%ige Salpetersäure zugesetzt. Normalerweise tritt eine ganz schwache, bei Niereninsuffizienz eine starke Gelbfärbung ein.

3. Der Verdünnungs-Konzentrations-Versuch.

Die dritte, weitaus wichtigste und entscheidenste Probe, den Verdünnungs- und Konzentrationsversuch, kann man ohne besondere Schwierigkeiten im Hause des Patienten (bei halbwegs intelligenter Umgebung) durchführen lassen, hiefür erforderlich ist nur ein Meßzylinder von 100 Kubikzentimeter und ein Urometer.

Durchführung des Verdünnungsversuches. Der Patient erhält morgens auf nüchternen Magen 1½ Liter dünnen Tee, wozu er ein Stück Weißbrot (mit Butter) essen darf. Er muß diese Flüssigkeitsmenge im Verlauf von einer halben Stunde austrinken. Jede weitere Flüssigkeitszufuhr in den darauffolgenden 24 Stunden ist zu verbieten. Auch bei Auswahl der Nahrungsmittel für diesen Tag ist darauf Rücksicht zu nehmen, daß keine allzu reichlich Wasser enthaltenden Speisen, wie beispielsweise Milchspeisen, Gemüse, Kartoffeln, Obst, Kompott genossen werden („Trockenkost"). Es erscheint wünschenswert, wenn auch nicht unbedingt erforderlich, die in den beiden vorangehenden Tagen ausgeschiedene 24stündige Flüssigkeit zu messen und den Kranken während dieser Tage auf einer beliebigen, aber konstanten Flüssigkeitszufuhr zu halten.

Während des Verdünnungsversuchs, der 4 Stunden dauert, ist Bettruhe unbedingt erforderlich.

Hat der Kranke die genannte Flüssigkeitsmenge getrunken, so wird dieser Zeitpunkt vermerkt, der Katheter geöffnet (da es sich hier wohl ausschließlich um Patienten handelt, die Restharn besitzen, so ist stets ein Dauerkatheter für den Versuch einzulegen) und von nun an wird der abfließende Harn jede halbe Stunde gemessen. Es ergeben sich infolgedessen während der Versuchsdauer von 4 Stunden 8 Einzel-Portionen; von jeder wird (nach Erkaltenlassen auf Zimmertemperatur) die Menge und das spezifische Gewicht bestimmt und der Wert in eine kleine Tabelle eingetragen. Ein Aufheben und Sammeln des Harns, nachdem diese beiden Zahlen gewonnen wurden, ist überflüssig. Das spezifische Gewicht wird nach Einfüllen des Harns in einen 100 Kubikzentimeter Meßzylinder mittels des Urometers bestimmt; ist eine der Harnportionen zu gering, um mittels des Urometers das spezifische Gewicht messen zu können, so werden 2 Halbstunden-Portionen miteinander vereinigt, somit dann nicht eine Halbstunden-, sondern eine Stundenportion gemessen. Für die Beurteilung des Ausfalles des Versuches ist das Zusammenziehen von 2 Portionen ohne Bedeutung.

Wenn also beispielsweise der Kranke die 1½ Liter Tee von ½8 bis 8 Uhr bewältigt hat, so wird um 8 Uhr die Harnflasche entleert, der darin befindliche Harn zählt für den eigentlichen Verdünnungsversuch nicht mit. (Dennoch ist es wertvoll, von diesem Harn das spezifische Gewicht zu messen und einzutragen.) Die sich in der Flasche von 8 bis 8½ Uhr angesammelte Harnmenge stellt die erste Portion dar, die zwischen 8½ bis 9 Uhr abgeflossene die zweite und so fort. Es erscheint zweckmäßig, den Katheter, der natürlich gut funktionieren muß, offen zu lassen. Um 12 Uhr ist der Verdünnungsversuch beendet. War etwa die Harnmenge von 11 bis 11½ zu gering, so mißt man eben die Harnmenge von 11 bis 12 Uhr auf einmal. Natürlich haben wir dann nicht 8, sondern nur 7 Werte für Menge und spezifisches Gewicht, was aber, wie bereits erwähnt, völlig bedeutungslos ist. Wo durchführbar (zum Beispiel stets in Anstalten) soll auch das Körpergewicht vor dem Trinken und nach Beendigung des Wasserversuches genommen werden; auf diese Weise erhalten wir eine Kontrolle über die eventuell im Körper zurückgehaltene Flüssigkeitsmenge.

Will man sich den Verdünnungsversuch vereinfachen, was freilich bis zu einem gewissen Grade auf Kosten der Genauigkeit geht, so kann man von vornherein auf die Halbstundenportionen verzichten und den Harn nur jede volle Stunde auffangen und messen. Auf diese Weise erhält man dann während der ganzen Versuchszeit nur vier Harnportionen.

Nun zur Wertung des Verdünnungsversuches!
Durch rasche Zufuhr der großen Flüssigkeitsmenge stellen wir die Nieren vor eine erhöhte Aufgabe. Normale Nieren scheiden diese 1½ Liter innerhalb 4 Stunden völlig aus, die Harnmenge von 8 bis 12 Uhr beträgt also 1500 Kubikzentimeter. Aber auch die Größe der einzelnen Portionen spielt eine große Rolle. Bei guter Nierenfunktion nehmen schon die ersten Harnportionen rasch an Größe zu: so beträgt dann beispielsweise die erste Portion 150, die zweite schon 350 und die dritte, die immer die größte sein muß, gar 500. In den ersten drei Harnportionen sollen stets $2/3$ der zugeführten Wassermenge bereits wieder ausgeschieden sein. Nachher sinken die Harnmengen rasch ab. Das spezifische Gewicht, das in unserem Beispiel um 8 Uhr vielleicht 1020 betragen hatte, sinkt entsprechend der Größenzunahme der Einzelportionen immer weiter ab und wird in der dritten, der größten Harnportion, zwischen 1001 und 1003 betragen.

Auf Grund des Ausfalls des Verdünnungsversuches werden wir dann auf eine gute Funktion schließen, wenn
1. die ganze Flüssigkeitsmenge wieder ausgeschieden wurde,
2. das spezifische Gewicht sich bis nahe an den tiefstmöglichen Punkt verringert hat,
3. die Ausscheidungskurve rasch und steil ansteigt und ebenso rasch wieder absinkt.

Es geht daraus nicht nur die Fähigkeit der Nieren für eine entsprechende Gesamtausscheidung, sondern auch eine den jeweiligen Bedürfnissen angepaßte Elastizität der Funktion hervor.

An den Verdünnungsversuch schließt sich sofort der *Konzentrationsversuch* an. Hier sammelt man den Harn unter Tags in 2 bis 3 stündigen Pausen und bestimmt wie vorher Menge und spezifisches Gewicht. Der Harn vom Moment des Einschlafens bis morgens um 6 oder 7 Uhr stellt dann eine Harnportion dar.

Hier spielt, in normalen Fällen wenigstens, die ausgeschiedene Harnmenge eine geringere Rolle als die Bestimmung des höchsten erreichten spezifischen Gewichtes. Durch das Fehlen weiterer Flüssigkeitszufuhr wird die Niere vor die Aufgabe gestellt, die von ihr zu eliminierenden Substanzen in einer nur geringen Harnmenge gelöst zur Ausscheidung zu bringen, das heißt: sie muß einen stark konzentrierten Harn liefern. Das spezifische Gewicht bei völlig normaler Nierenfunktion erreicht einen Wert von 1030 und darüber.

Die Gegenüberstellung des tiefsten spezifischen Gewichtes im Verdünnungs- und des höchsten im Konzentrationsversuch gibt uns jetzt ein gutes Bild über die „Funktionsbreite" der Nieren.

Beispiele: Bei einer nur ganz leicht geschädigten Nierenfunktion kann es entweder zu einer überschießenden Ausscheidung kommen, es werden dann innerhalb von 4 Stunden mehr als 1500 ausgeschieden. Das spezifische Gewicht sinkt nahe zum tiefsten Punkt ab, die Konzentration im Laufe der Nacht ist eine ausgezeichnete.

Eine ausgesprochene, aber auch nur mäßige Nierenschädigung ist aus dem in der Tabelle 2 dargestellten Verdünnungs-Konzentrationsversuch zu ersehen. Die Einzelportionen am Vormittag zeigen keine so beträchtlichen Größenunterschiede mehr, sie lassen bereits das Bestreben erkennen, sich was ihre Menge betrifft

Tabelle 1.
Normale Nierenfunktion

Zeit	Menge	spez. Gew.
$8^1/_2$	100	1013
9	350	1005
$9^1/_2$	**480**	**1001**
10	290	1004
$10^1/_2$	100	1008
11	80	1019
$11^1/_2$	50	1010
12	50	1012
8—12	1500	
14	65	1019
16	95	1023
18	110	1024
20	50	1027
über Nacht	220	**1030**

Gew. um $^1/_2 8^h$ 65 kg
Gew. um 12^h 65 kg

Tabelle 2.
Mäßig geschädigte Nierenfunktion

Zeit	Menge	spez. Gew.
$8^1/_2$	70	1012
9	100	1008
$9^1/_2$	170	1005
10	**200**	**1003**
$10^1/_2$	160	1005
11	130	1006
$11^1/_2$	90	1006
12	80	1007
	1000	
14	100	1010
16	120	1013
18	110	1016
20	180	1020
über Nacht	500	**1021**

Gew. um $^1/_2 8^h$ 65,0 kg
Gew. um 12^h 65,5 kg

Tabelle 3.
Schwer geschädigte Nierenfunktion

Zeit	Menge	spez. Gew.
$8^1/_2$	45	1010
9	55	1011
$9^1/_2$	80	1010
10	90	1009
$10^1/_2$	**110**	**1007**
11	100	1008
$11^1/_2$	90	1009
12	80	1009
	650	
14	170	1009
16	180	1010
18	180	1010
20	190	1011
über Nacht	1100	**1012**

Gew. um $^1/_2 8^h$ 65,0 kg
Gew. um 12^h 65,8 kg

einander zu nähern. Dementsprechend ragt auch die größte Einzelportion nur wenig mehr über die anderen hervor; auch ihre Verschiebung von der dritten auf die vierte halbe Stunde ist oft zu bemerken. Die innerhalb von 4 Stunden ausgeschiedene Harnmenge bleibt unter der zugeführten Flüssigkeitsmenge zurück, das Gewicht des Körpers ist um das des zurückgehaltenen Wassers gestiegen. Das spezifische Gewicht ergibt hier immerhin noch eine Variationsbreite von 1003 bis 1021.

Eine schwer geschädigte Nierenfunktion ergibt einen Verdünnungs-Konzentrationsversuch, wie er in Tabelle 3 dargestellt ist: kleine, nahezu vollkommen gleich große Einzelportionen, geringes Absinken des spezifischen Gewichtes und eine bedeutende Flüssigkeitsretention innerhalb von 4 Stunden. Die Nierenstarre prägt sich auch weiterhin im Konzentrationsversuch aus; auch hier sind die Einzelportionen einander völlig gleich, ein Beweis, daß der Niere keine Reservekraft mehr zur Verfügung steht, die eine Anpassung an die ihr gestellte Belastung ermöglichen würde. Das gleiche ist aus der nur ganz geringen Änderung des spezifischen Gewichtes herauszulesen, das hier nur zwischen 1007 und 1012 schwanken kann.

Die Behandlung der Prostatahypertrophie.

Allgemeiner Teil.

Bevor wir auf die genauere Besprechung der einzelnen für die Behandlung zur Verfügung stehenden Maßnahmen, ihre Indikationen, Durchführung und Aussichten gesondert eingehen, erscheint es zweckmäßig, einige Betrachtungen prinzipieller Art voranzustellen.

Die Behandlung der Prostatahypertrophie kann, um nur die beiden extremsten Richtungen anzuführen, einerseits bestehen in der konservativen Behandlung und anderseits in der Radikaloperation, der sogenannten Prostatektomie.

Die Anhänger der konservativen Behandlung lehnen die Radikaloperation mehr oder minder ab, sie wollen sie nur dann „zugeben", wenn die von ihnen bis aufs äußerste verwendeten konservativen Methoden ihre Unwirksamkeit erwiesen haben. Die Anhänger der zweiten Gruppe wieder sind die Verfechter der „Frühoperation", die Diagnose einer Hypertrophie ergibt für sie nahezu auch schon die Indikation zu dem radikalen Eingriff.

Diese Indikationsstellung scheint mir von beiden Seiten allzu sehr schematisiert und dogmatisiert zu sein, und zwar höchstwahrscheinlich mit Absicht, aus mehr oder minder „didaktischen" Gründen. Wenn man nämlich die vorliegenden Berichte aus zahlreichen chirurgischen und urologischen Stationen durchsieht, so ist man immer wieder überrascht über die große Anzahl von Prostatikern, die erst in einem so vorgeschrittenen Stadium von Nierenschädigung und Harnvergiftung eingeliefert werden, daß jedwede Therapie erfolglos bleiben muß. Nur ein kleiner Prozentsatz dieser Kranken kann, oft erst nach wochenlanger Vorbereitung, der Prostatektomie zugeführt werden; daß dann in solchen Fällen die operativen Resultate nicht die besten sein können, ist nur allzu begreiflich. Und damit scheint die oder vielleicht nur eine Erklärung für die starren und extremen, oben genannten Ansichten hinsichtlich der Behandlung gegeben zu sein. Die einen glauben, durch stete Betonung der Notwendigkeit der unbedingten Frühoperation und Verbreitung dieses Dogmas unter den praktischen Ärzten die Patienten noch rechtzeitig zur Operation zu bekommen und damit die Zahl der in hoffnungslosem oder zumindest schwer geschädigtem Zustand eingelieferten Prostatiker zu verringern; die anderen wieder hören von schlechten Resultaten der in manche urologische oder chirurgische Station eingelieferten Prostatiker, freilich ohne zu bedenken oder zu wissen, wie schwer geschädigt eben diese Fälle in diesem Moment bereits waren; und kommen dadurch zu einer Ablehnung jeder operativen Therapie.

Zur Verteidigung der Ansicht über die Zweckmäßigkeit der Frühoperation kommt noch hinzu, daß die Richtlinien, wann und wie lange ein Prostatiker konservativ behandelt werden kann und wann die Indikation für eine operative Therapie unbedingt gegeben ist, noch viel zu wenig Allgemeingut der praktischen Ärzte sind; und schließlich, daß oft zur sicheren Entscheidung dieser Frage im Einzelfall eine langjährige Erfahrung notwendig ist, die nicht jeder Praktiker besitzen kann.

Ein weiteres und wichtiges Argument für die Frühoperation ist in der Tatsache gelegen, daß, wie alle Statistiken übereinstimmend angeben, 10 bis 20% aller Prostataadenome maligen entarten.

Gegengründe gegen eine prinzipielle operative Indikation — in jedem Falle, lediglich aus dem Vorhandensein einer Hypertrophie gestellt — sind die schließlich mit jedem, selbst dem harmlosesten Eingriff verbundenen Gefahrenmomente; dazu kommt noch, daß wir so und so viele Männer beobachten können, die trotz ihrer Hypertrophie restharnfrei bleiben und völlig beschwerdefrei oder ohne besondere Störungen ein hohes Alter erreichen.

Die Unhaltbarkeit einer prinzipiellen Ablehnung einer radikalen Behandlung geht schon aus den obigen Erwägungen hervor. Wenn nun in den folgenden Ausführungen auch der unbedingten Frühoperation nicht das Wort geredet werden soll, so wird dadurch dem praktischen Arzt, der ja zu allererst dem von ihm Rat heischenden Prostatiker Rede und Antwort stehen muß, eine sicherlich sehr verantwortungsvolle Aufgabe übertragen. Die folgenden Abschnitte über die verschiedenen Behandlungsmöglichkeiten und ihre Indikationen sollen nun dem Praktiker die Richtlinien bieten, um diese Aufgabe in einer dem heutigen Stande unserer Kenntnis entsprechenden und dem Patienten Heilung bringenden Weise zu lösen.

Spezieller Teil.

Einleitend die großen Richtlinien, die uns bei der Anwendung der einzelnen Behandlungsmethoden stets vorschweben sollen:

1. Die Größe der Prostatahypertrophie (festgestellt durch rektale Palpation und ergänzt durch Blasenspiegelung oder die Cystographie) spielt für die Indikation zur Behandlung eine nur untergeordnete Rolle.

2. Von größter Bedeutung dagegen ist das Vorhandensein einer durch die Hypertrophie hervorgerufenen Entleerungsstörung, die sich im Auftreten von Restharn, von Nierenfunktionsstörungen und Schädigung des Kreislaufsystems auswirkt.

3. Der Verdacht auf eine beginnende maligne Degeneration.

Zusammengefaßt können wir schematisiert sagen: **Bei der Behandlung der Prostatahypertrophie haben wir unbedingt das Auftreten von Schädigungen der Nierenfunktion und des Kreislaufsystems zu verhüten.** Solange dies auf konservativem Wege möglich und wahrscheinlich ist, hat die konservative Behandlung eine Berechtigung. Kann sie dieses Ziel nicht erreichen, dann hat die chirurgische Therapie einzusetzen: begreiflicherweise schon zu einer Zeit, wo noch keine höhergradigen oder irreparablen Schädigungen eingetreten sind. Damit ist der meiner Meinung nach richtige Standpunkt auch schon festgelegt; nicht der einer „Frühoperation", sondern der einer rechtzeitigen Radikaloperation.

Zur Behandlung der Prostatahypertrophie stehen uns drei Wege zur Verfügung:

a) Die (vom praktischen Arzt durchführbare) konservative Behandlung in Form allgemeiner und lokaler Maßnahmen;

b) die Röntgenbestrahlung, zweckmäßigerweise nach vorangegangener doppelseitiger Vasoligatur;

c) die operativen Verfahren, und zwar die ein- oder zweizeitige Prostatektomie oder die Zerstörung der den Harnabfluß behindernden Adenomanteile auf endoskopischem Wege.

Um nun die Anwendung dieser verschiedenen Behandlungsmethoden bei den so ungemein vielfältigen Formen der Prostatahypertrophie möglichst übersichtlich darstellen zu können, wollen wir von diesem therapeutischen Gesichtspunkt aus *die Prostatiker in drei große Behandlungsgruppen* einteilen. (Die hier aufgestellten drei Gruppen haben mit den früher erwähnten drei Stadien nach Guyon nichts zu tun; die Guyonsche Einteilung bezieht sich auf das klinische Bild, unsere drei Gruppen wurden nur mit Rücksicht auf die vorzunehmende Behandlung gewählt.)

1. *Fälle von Prostatahypertrophie ohne wesentliche subjektive Beschwerden, bei denen der Restharn völlig oder nahezu völlig fehlt.*
2. *Fälle mit starken subjektiven Beschwerden: stark erschwerte Miktion, häufiger jede Arbeit behindernder oder die Nachtruhe stark störender Harndrang, quälende Sensationen (Brennen, Stechen, Gefühl der Völle oder des Druckes) in der Harnröhre oder dem Damm. Ferner Fälle mit einem 150 Kubikzentimeter nicht übersteigenden Restharn.*
3. *Fälle mit einer 150 Kubikzentimeter übersteigenden Restharnmenge und Fälle von dauernder kompletter Harnretention.* Störungen der Nierenfunktion und des Herzkreislaufsystems sind zumeist vorhanden, ihr Grad wechselt von den allerersten gerade nachweisbaren Anfängen bis zu den allerschwersten und irreparablen Stadien.

Durchführung der Behandlung in den einzelnen Gruppen.

I. Behandlungsgruppe.

Bei den Fällen dieser Gruppe, bei denen eine Vergrößerung der Prostata ohne wesentliche subjektive Beschwerden vorliegt, bei denen ein Restharn entweder völlig fehlt oder nur in nicht nennenswerter Menge vorhanden ist, wird die Hypertrophie zumeist nur im Laufe einer aus anderen Gründen vorgenommenen sorgfältigen Untersuchung bei Fehlen jeglicher auf die Blase oder Prostata bezüglicher Beschwerden gefunden werden. Oder die Patienten suchen wegen geringfügiger Miktionsstörungen, die übrigens immer noch von vielen Patienten fälschlicherweise als natürliche „physiologische" Folge ihres Alters angesehen werden, den Arzt auf: Sie müssen länger warten oder mehr Druck ausüben, bevor der Harn erscheint, insbesondere dann, wenn sie längere Zeit nicht uriniert haben und während der Nacht; eine schon früher vorhanden gewesene Hernie oder etwaige Hämorrhoidalknoten haben sich in den letzten Monaten zusehends verschlechtert (als Folge des bei der Miktion oft unbewußt ausgeübten stärkeren Pressens); der Harnstrahl hat seine Projektionskraft verloren. Die Patienten müssen, was früher nicht der Fall war, des Nachts ein- oder zweimal aufstehen; es bestehen geringfügige Erscheinungen der Völle in der Dammgegend. Über wenn auch vorübergehende Potenzstörungen wird verhältnismäßig selten geklagt, wenn nicht die Fragestellung besonders darauf gerichtet wird.

Die Untersuchung ergibt klaren, zuckerfreien Harn, Eiweiß negativ oder nur in geringen Spuren. Ein Tiemannkatheter 17 ist leicht einführbar und ergibt keinen Restharn oder einen solchen unter 50 Kubikzentimeter. Die rektale Untersuchung läßt eine sicher gutartige Hypertrophie erkennen. Die Untersuchung des Blutdrucks und des Herzens ergibt keine besonderen Veränderungen. Der Befund des Urologen hat pathologische Veränderungen der Blase (Stein, Blasentumor) auszuschließen gestattet. Die intravenöse Indigokarmininjektion hat eine gute Blauausscheidung durch den Blasenkatheter nach 5 bis 7 Minuten ergeben. Wenn auch die Vornahme eines Verdünnungs- und Konzentrationsversuches oder einer Reststickstoffbestimmung im Blute in diesem Momente nicht von größter Wichtigkeit ist, so erscheint es doch als Gebot der Klugheit, zumindest die Reststickstoffbestimmung ausführen zu lassen, um für spätere Zeiten bei Wiederholung der Untersuchung eine Vergleichsbasis zu besitzen.

Es liegt demnach wohl eine — soweit der Palpationsbefund hiefür maßgebend ist — gutartige Prostatahypertrophie vor, die Entleerung des Harns ist zwar etwas erschwert, zu einer Stauung des Harns in der Blase ist es aber noch nicht gekommen. Es fehlt somit in diesem Momente die unbedingte Notwendigkeit eines radikalen chirurgischen Eingriffs. Wir werden vielmehr trachten, die ohnehin nur geringen subjektiven Beschwerden zu bessern und eine Zunahme der Entleerungsstörung zu verhindern. Daß wir aber den Patienten überwachen und von Zeit zu Zeit — je nach Lage des Falles alle 3 bis 12 Monate — die obengenannten Untersuchungen (mit Ausnahme der Blasenspiegelung) wiederholen müssen, um eine Ausbildung einer Harnstauung ja nicht zu übersehen, ist von allergrößter Wichtigkeit.

Einem solchen Patienten werden wir nun zunächst folgende Ratschläge hinsichtlich seiner Lebensführung und Diät geben und ihm einschärfen, sie genauest einzuhalten: Vermeiden von zu langem und ununterbrochenem Sitzen, insbesondere in weichen Polsterstühlen (Eisenbahnfahrten I. und II. Klasse, größere Autopartien); nach längstens einer Stunde soll er aufstehen und wenn auch nur einige Minuten umhergehen. Es wurde schon früher auf die die Blutzirkulation verbessernde und die Blutanschoppung behebende Wirkung der Bewegung hingewiesen (Seite 33), es möge daher auch allen Kranken, die an einer Erschwerung des Miktionsbeginnes leiden, wie dies ja vor allem während der Nacht vorkommt, geraten werden, vor der beabsichtigten Miktion einige Schritte auf- und abzugehen. Reiten, Rad- und Motorradfahren wird zumeist recht schlecht vertragen. Kalte Füße, Durchnässungen und Erkältungen überhaupt sind ängstlich zu vermeiden. Keine allzu reichlichen Mahlzeiten, insbesondere nicht knapp vor dem Schlafengehen.

In der Diät Beschränkung der Fleischnahrung, vor allem keine echten Suppen (Fleischbrühe), kein rohes oder halbrohes Fleisch; den rasch abgebratenen sind die gekochten Fleischspeisen vorzuziehen. Scharfe Würzstoffe sind als schädlich zu bezeichnen, wie etwa Pfeffer, Paprika, Senf, Rettich, Sellerie. Es ist ein weitverbreiteter Irrtum, auch den Essig in die Klasse der Reizstoffe einzureihen; ein guter Weinessig kann ohneweiters gestattet werden, da er ja im Organismus völlig abgebaut und in Form von Karbonaten ausgeschieden wird, den Harn also nicht sauer, sondern eher noch alkalisch macht. Eine Salzbeschränkung ist sicherlich nicht unbedingt notwendig, doch erscheint es wünschenswert, mit dem in der Küche verwendeten Salzzusatz auszukommen.

Die im Laufe eines Tages zugeführte **Flüssigkeitsmenge** soll sich eher in bescheidenen Grenzen halten und gleichmäßig über den Tag verteilt sein, da jede plötzliche Überfüllung der Blase bei Prostatikern die Gefahr einer kompletten Verhaltung nach sich ziehen kann. Aus dieser Überlegung heraus ergibt sich schon das **Verbot von ausgesprochenen Trinkkuren** sowie von diuretisch wirksamen Getränken und Medikamenten. Daher Vorsicht mit schwarzem Kaffee, vor allem des Abends. Ein langes Sitzen, der Genuß von einem Liter oder mehr Bier, von Wein oder auch nur von Mineralwasser, das dann leicht mögliche Übersehen eines Miktionsbedürfnisses und die folgende Bettruhe schaffen die besten Vorbedingungen zu einer Miktionserschwerung, die sich bis zu einer akuten Harnretention steigern kann. Die bei den Patienten und wohl auch den Ärzten so sehr beliebte Verordnung von Blasentee ist hier nicht nur überflüssig, sondern sogar schädlich.

Kleine Mengen Bier oder Wein können ohneweiters gestattet werden, vor allem, wenn die Patienten daran gewöhnt sind und das Verbot nur schwer ertragen könnten, da es ja bekannt ist, daß kleine Alkoholmengen vom Körper völlig verbrannt werden und demnach keine Reizwirkungen auf die Blase ausüben können.

Ist man in den Fällen dieser Gruppe gezwungen, aus irgend welchen Gründen diuretisch stark wirksame Medikamente anzuwenden, so tue man dies so, daß die Harnflut noch **vor dem Schlafengehen** möglichst abgelaufen ist, und schärfe dem Patienten ein, ein auch nur leichtes Harnbedürfnis ja nicht zu übersehen oder zu übergehen. Komplette Harnretentionen nach Anwendung von Quecksilberdiureticis sind schon beobachtet worden.

Liegt ein Verdacht auf kardiale Störungen vor, so lasse man von den Patienten einige Tage hindurch die Harnmenge unter Tags und während der Nacht getrennt messen. Eine Nykturie, das ist eine vermehrte Harnabsonderung während der Nacht (fälschlicherweise wird oft die Pollakisurie während der Nacht als Nykturie bezeichnet) mahnt zu besonderer Vorsicht hinsichtlich der am Abend gestatteten Flüssigkeitsmengen.

Therapeutisch erscheint in den Fällen von Prostatahypertrophie, in denen die Nierenfunktion noch ungeschädigt ist (wo also einerseits die Konzentrationsfähigkeit intakt ist und anderseits eine Retention von Schlackenstoffen im Blut nicht vorliegt), aber auch nur in diesen Fällen eine allgemeine Einschränkung der 24stündigen Flüssigkeit angezeigt, wenn sie auch nicht so weit zu gehen braucht, daß man von einer eigentlichen Durstkur sprechen müßte. Abgesehen von der eben genannten Einschränkung ist auch darauf zu achten, ob es dann nicht zu einem Ausfallen von harnsauren Salzen im Harn kommt. Wenn ja, so muß die Fleischmenge zugunsten von Gemüse und Obst noch mehr beschränkt werden; überdies soll man, um das ja nur in stark saurem Harn vorkommende Ausfallen der Urate zu verhindern, durch Verordnung von Speisesoda oder alkalisierenden Salzgemischen (Magnes. citrici, Natr. citrici, Natr. bicarb. aa, Urecidin, Solvurat, Basica) — eine mehr neutrale Harnreaktion herbeiführen.

Eine besondere Sorgfalt ist der Darmtätigkeit zu widmen, die Stuhlentleerung muß nötigenfalls durch milde Medikamente, die nicht am Dickdarm angreifen und zu einer Blutüberfüllung in den Beckenorganen führen (Aloe!), angeregt werden und soll zumindest einmal des Tages erfolgen. Fissuren am Anus, ebenso Hämorrhoidalknoten sollen behandelt werden, da Reizzustände des Mastdarmsphinkters reflektorisch Spasmen des Blasensphinkters zur Folge haben können.

Gegen einen sexuellen Verkehr in vernünftigen Grenzen bestehen keinerlei Einwendungen.

Medikamentöse Behandlung. Bei klarem Harn ist die Verordnung von Urotropin nicht nur überflüssig, sondern oft sogar schädlich, da durch das sich im Harn abspaltende Formaldehyd eine Hyperämie und eine direkte Reizung der Blase hervorgerufen werden kann, was sich dann in vermehrtem Harndrang und erschwerter Miktion auswirkt. Das Fehlen stärkerer subjektiver Erscheinungen bei den Kranken dieser Gruppe dürfte eine spezielle beruhigende Medikation überflüssig machen. Darüber siehe nächste Gruppe (Seite 75). Auf einen Punkt sei aber hier noch hingewiesen: Ein konzentrierter Harn ist stets stark sauer; wie nun aus einer Reihe von Beobachtungen und auch aus eigenen Untersuchungen hervorgeht, wird ein stark saurer Harn von vielen Blasen als Reiz empfunden („scharfer" Harn in der Volksmedizin). In solchen Fällen gehe man daher einfach mit den gleichen Alkaliverordnungen vor, wie sie im vorhergehenden Absatze gegen das Ausfallen der Uratsalze gegeben wurden. Intelligente Patienten werden in kurzer Zeit selbst wissen, wann und wie viel Alkali sie zu sich zu nehmen haben.

Von allgemeinen Maßnahmen ist die Anwendung der Körpermassage, Frottieren der Haut usw., da zirkulationsverbessernd, sicherlich von Vorteil. Auch milde Badekuren, eventuell in Thermalbädern, sind gestattet. Medikamentös kommen allgemein tonisierende Mittel in Betracht, unter denen besonders Strychnin gern angewendet wird, da man dabei auch eine Kräftigung der Blasenmuskulatur zu beobachten glaubt (am besten: Strychnin. nitrici 0,03, Pulv. et Extr. Gentianae q. s. f. massa ex qua form. pil. No. XXX; steigend von 1 bis zu 3 Pillen täglich; 4 bis 6 Wochen lang).

Lokale Prozeduren. Bei weicher saftreicher Hypertrophie, wo schon bei der Untersuchung insbesondere in stehender Haltung reichlich Prostatasekret aus dem Orificium abtropft, kann die regelmäßige Expression der Prostata und der Samenblasen dem Patienten Erleichterung bringen, vor allem das Druckgefühl im Damm und eine gewisse Steifheit des Rückens, wohl auch ein gegen das Kreuz und darüber hinauf ausstrahlendes Müdigkeitsgefühl bessern; die Erschwerung der Miktion wird dadurch kaum beeinflußt. Einige Worte über diese Maßnahme: Sie wurde mit Absicht als „Expression" und nicht als „Massage" bezeichnet, da es sich ja hier tatsächlich um eine von oben nach unten auszuführende Ausstreichung der Samenblasen und der Prostata handelt, die den Zweck hat, das angesammelte, vielleicht sogar gestaute Sekret zum Abfluß zu bringen, damit die Hyperämie zu beseitigen und die Zirkulation zu verbessern. Eine wirkliche „Massage" wäre natürlich ebenso falsch wie etwa die Idee, auf diese Weise das Adenom zur Verkleinerung bringen zu wollen. (Nur die Gegner jeder Expressionsbehandlung der Prostata überhaupt unterstellen mangels besserer Argumente solche Behauptungen.)

Diese Samenblasen- und Prostataexpression hat bei derben saftlosen Hypertrophien keine Berechtigung. Auch bei den oben genannten saftreichen Formen soll man diese Therapie nur dann weiterführen, wenn nach mehrmaliger Anwendung von dem Patienten eine wenn zunächst auch nur geringe Besserung seiner Beschwerden berichtet wird. Wie oft sie anzuwenden ist, hängt ganz vom Fall ab, keinesfalls öfter als 1 bis 4 mal im Monat.

Alle bisherigen Vorschriften haben sich nur auf nichtinfizierte Fälle bezogen. Liegt eine Harninfektion vor, so haben wir eine Sedimentuntersuchung auszuführen und dann medikamentös je nach der vorgefundenen Bakterienart vorzugehen. Das heißt: bei Kokkeninfektion Neosalvarsan 0,15 intravenös, 3mal mit je 2 Tagen Intervall; Ansäuerung des Harns, am besten mittels Ammonchlorat, 2 bis 3 mal täglich je 2 bis 3 Gramm, Gelamon- oder Acifact-Tabletten. Bei Coliinfektion Alkali-

Säure-Kur: 3 Tage Alkalisieren des Harns mittels Speisesoda oder eines der früher genannten Salzgemische, während dieser Zeit eher mehr Flüssigkeitszufuhr, kein Urotropin. Neotropin, 3 Tabletten täglich, kann versucht werden. Unmittelbar darauf folgen dann 3 „saure" Tage: entsprechende Diät (viel Eiweiß, kein Obst, kein Gemüse), wenig Flüssigkeit, medikamentöse Ansäuerung wie oben erwähnt, dazu Urotropin (Hexamethylentetramin) 2mal täglich per os in Wasser gelöst je 1,5 bis 2 Gramm. An Stelle dessen auch intravenös Cylotropin (5 Kubikzentimeter) oder je eine Ampulle Cylotropin und 40% Urotropin. Am siebenten Tage wird man zweckmäßigerweise nochmals eine Alkalisierung vornehmen. Bei schon vorhandenen oder erst während der Säurebehandlung auftretenden Reizerscheinungen beruhigende Suppositorien (siehe Seite 75).

Im akuten Stadium der Cystitis sind Blaseninstillationen mit Agoleum oder Kollargolöl (Rp. 20%ige wässerige Arg. colloidale Lösung 30, Ol. olivarum 70, Steril.; vor dem Gebrauch fest aufzuschütteln), 5 bis 10 Kubikzentimeter vorzuziehen; später erst Blasenspülungen mit Kochsalzlösung (1%), Rivanol 1:5000, Borlösung (3%), Silbernitrat (1:10.000 bis 1:1000).

In jedem Fall von Harninfektion empfiehlt es sich, **möglichst bald eine doppelseitige Vasoligatur** vornehmen zu lassen, um einer Epididymitis zuvorzukommen.

Eine Harninfektion ist zumeist früher oder später auch von einer Infektion der Prostata gefolgt. Nach Abklingen der akuten Erscheinungen ist daher in diesen Fällen die Samenblasen-Prostata-Expression auch zwecks Besserung der entzündlichen Erscheinungen durchzuführen, und zwar, insbesondere am Beginne, sehr zart, ohne jede Gewaltanwendung. Nachher soll die Blase gespült werden; besteht kein Restharn, so kann auch vorher die Blasenspülung vorgenommen werden, wobei man aber 100 bis 150 Kubikzentimeter der Flüssigkeit zurückläßt, welche dann der Patient nach der „Massage" auszuurinieren hat.

II. Behandlungsgruppe.

Die Kranken dieser Gruppe haben entweder die gleichen geringen Beschwerden wie die der vorigen Gruppe, unterscheiden sich aber von ihnen durch einen Restharn, der bis zu 150 Kubikzentimeter betragen kann; oder aber sie kommen mit Klagen über stark erschwerte oder verlangsamte Miktion, häufigen Harndrang (der des Nachts sie zwingen kann, so oft vom Bett aufzustehen, daß ihre Nachtruhe dadurch überhaupt in Frage gestellt wird), starkes Brennen in der Harnröhre.

Die Untersuchung ergibt einen klaren, zuckerfreien Harn, ohne oder mit nur geringem Eiweißgehalt, die rektale Untersuchung eine gutartige Hypertrophie, der eingeführte Katheter fördert einen Restharn zutage, dessen Menge — bei Zugehörigkeit zu dieser Gruppe — zwischen 50 und ungefähr 150 Kubikzentimetern liegt. Der Blutdruck ist nicht oder zumindest nicht stark erhöht. Die Nierenfunktion, gemessen an der Indigoausscheidung, weist Werte auf, die noch als normal zu betrachten sind, das heißt, innerhalb von 7 bis 8 Minuten tropft ein gut blau gefärbter Harn aus dem Katheter ab. Der Reststickstoff liegt unterhalb 40 Milligrammprozent; falls ein Verdünnungs-Konzentrations-Versuch gemacht werden soll, kann er des Restharns wegen nur mittels Dauerkatheters (zumindest während der ersten 4 Stunden) durchgeführt werden. Dazu werden wir uns aber, wenn nicht einer Operation wegen eine Dauerkatheterbehandlung ohnehin notwendig erscheint, kaum entschließen, um der damit verbundenen Gefahr einer Harninfektion aus dem Wege zu gehen.

Eine Blasenspiegelung ist auch in diesen Fällen unbedingt vornehmen zu lassen, um etwaige Komplikationen (Stein, Blasentumor) sicher ausschließen zu können, vor allem aber um nicht das Vorliegen eines kongenitalen Blasendivertikels zu übersehen. Sein Vorhandensein müßte ja die Therapie in andere Bahnen lenken.

Die *Behandlung* dieser zweiten Gruppe stellt uns, des beginnenden Restharns wegen, bereits vor eine schwierigere Aufgabe. Eine wenn auch nur mäßige Insuffizienz der Austreibemuskulatur der Blase ist durch das Vorhandensein eines Restharns erwiesen, einer Harnstauung, die sich freilich noch gar nicht oder gerade kaum nachweisbar auf die Funktion der Nieren und des Kreislaufsystems ausgewirkt hat. Wir müssen daher hier trachten, durch konservativ-therapeutische Maßnahmen eine Zunahme der Harnstauung zu verhindern, ja womöglich sogar eine Verringerung zu erreichen, müssen aber während der dabei verstreichenden Zeit den Patienten stets in einer Weise beobachten, daß sich nicht während der Behandlung, die sich ja wahrscheinlich auf Monate hinziehen dürfte, eine Zunahme des Restharns oder gar eine Schädigung der Nierenfunktion einstellt. Der Patient würde sich dann in weit schlechterem Zustande befinden als am Beginn unserer „Behandlung". Welche Gründe in den Fällen dieser Gruppe bereits für die Vornahme der Prostatektomie sprechen, wird später erörtert werden.

Die bei Gruppe I geschilderten Ratschläge hinsichtlich der Lebensführung usw. gelten auch hier, sind womöglich in etwas strengerer Weise zu handhaben. Dies gilt insbesondere von der Flüssigkeitszufuhr, die hier noch mehr zu beschränken ist.

Von den subjektiven Reizerscheinungen können wir den gehäuften Harndrang medikamentös verringern, indem wir beruhigende, den Tonus der glatten Muskulatur herabsetzende Suppositorien verordnen. Man verschreibt Papaverini hydrochl. 0,08! (— 0,10!), Extr. Belladonnae 0,02, Pyramidoni 0,2 (— 0,4), davon 1 bis 2 Zäpfchen, seltener 3 Zäpfchen innerhalb von 24 Stunden. Statt Papaverin kann man auch eines der in letzter Zeit neu herausgekommenen Präparate Eupaverin oder Perparin in halber Dosierung, also 0,04 bis 0,06, verordnen.

Die von französischer Seite empfohlene Behandlung mit Magnesium chloratum ist unbedingt eines Versuches wert. Entweder benützt man das Originalpräparat Delbiase, eine Mischung sämtlicher Halogensalze des Magnesiums, 4 Pastillen täglich in Wasser aufgelöst, oder man verschreibt Magnesium chloratum als Lösung derart, daß 1,5 bis 2 Gramm morgens nüchtern oder knapp nach dem Frühstück und ebensoviel unmittelbar vor dem Schlafengehen genommen werden, zum Beispiel also: Magnesii chlorati 40,0, Aquae dest. ad 300,0; morgens und abends je ein Eßlöffel. Diese Medikation ist 4 bis 6 Wochen lang fortzusetzen. Tatsächlich erlebt man manchmal eine ganz erstaunliche Verringerung der Miktionsfrequenz, eine Erleichterung der Harnentleerung und zuweilen auch eine Verringerung der Restharnmenge.

Ein anderer Behandlungsversuch ist mit Diuretin (nach Fuchs) zu machen, und zwar zweimal täglich je ½ Gramm; es hat zuweilen einen guten Einfluß auf den gehäuften Harndrang.

Von lokalen Maßnahmen kann vom Patienten selbst eine Behandlung mit dem Arzbergerschen Kühlapparat (Abbildung 5) durchgeführt werden. Jeden oder jeden zweiten, dritten Abend wird das Kühlrohr gut eingefettet in den Mastdarm bei Rückenlage eingeführt und nun Wasser von Zimmertemperatur 15 bis 20 Minuten durchfließen gelassen. Die dadurch hervorgerufene Abschwellung der Hypertrophie wirkt sich in einer Verringerung der nächtlichen Pollakisurie aus. Mit kühlen Sitzbädern sind die Erfolge entschieden weniger gut. Was die dem Arzt zufallenden lokalen Prozeduren betrifft, so kann in Fällen von weicher, saftreicher Hypertrophie, jedoch nur bei klarem nichtinfiziertem Harn, wohl eine Serie von Samenblasen- und Prostata-Expressionen versucht werden, ohne daß man sich aber allzuviel davon versprechen soll. Sehr zu widerraten dagegen sind alle lokalen Maßnahmen, die in einem Einführen von starren Instrumenten durch die Harnröhre hindurch bestehen, so von Metall- oder Kühlsonden. Ihr Nutzen ist mehr als fraglich, ihre Gefahren äußerst große. Verletzungen der Schleimhaut, ja selbst des Adenoms (sogenannter „falscher Weg") mit folgenden schweren Blutungen, komplette Harnverhaltung, Infektion des Harns, „Katheterfieber" (siehe Seite 49) und septische Zustände können die Folge sein.

In Fällen mit Restharn erscheint es naheliegend, die Blase durch regelmäßig wiederholten Katheterismus entlasten zu wollen. Ist, wie dies ja für die Einreihung in die II. Gruppe zu fordern ist, der Restharn aber unter 150 Kubikzentimeter und fehlt eine Harninfektion, so muß vor einem allzu häufigen Katheterismus gewarnt werden, da ja, wie bereits erwähnt, jedes Einführen eines Instrumentes selbst bei Einhaltung der peinlichsten Asepsis die Möglichkeit der Infektion mit sich bringt. Wir sollen daher den Katheterismus nur auf jene seltenen Male beschränken, wo wir ihn der Restharnkontrolle wegen durchzuführen gezwungen sind.

In den Fällen dieser Gruppe sollen wir aber über die genannte Therapie hinaus eine weitere Behandlungsmethode heranziehen: die doppelseitige Vasoligatur gefolgt von der Röntgenbestrahlung.

Leider sind wir noch nicht so weit, daß wir uns über die mit dieser „kombinierten" Therapie zu erzielenden Resultate ein klares Bild machen können. Wir verfügen noch nicht über ein genügend großes, genügend kritisch und exakt und entsprechend lang beobachtetes Material, um ein auch nur einigermaßen abschließendes Urteil abgeben zu können. Alles was wir sagen können ist, daß nach unseren eigenen Erfahrungen und denen der Literatur der Röntgentherapie eine gewisse Wirksamkeit nicht abzusprechen ist. Wenn wir auch die von den eifrigen Verfechtern dieser Behandlung berichtete Verkleinerung der Hypertrophie bisher noch nicht sicher beobachten konnten, so ist ihr Einfluß vor allem hinsichtlich Milderung subjektiver Beschwerden, weniger hinsichtlich einer Verringerung des Restharns in manchen Fällen festzustellen. Da überdies eine etwa später notwendige Operation durch die Röntgenbestrahlung nicht erschwert ist, so können wir ihre Anwendung in allen jenen Fällen mit gutem Gewissen empfehlen, bei denen in diesem Momente die Radikaloperation nicht unbedingt indiziert erscheint. In Übereinstimmung mit anderen Urologen führe ich stets prinzipiell vorher die doppelseitige Vasoligatur aus. Über ihre Wichtigkeit zwecks Verhütung der Epididymitis wird später noch zu sprechen sein (Seite 95). Außer dieser „prophylaktischen" Indikation scheint der Vasoligatur aber auch ein Einfluß hinsichtlich einer Verringerung der Hyperämie in der Prostatahypertrophie zuzukommen, so daß ihre Kombination mit der Röntgentherapie nur von Nutzen sein kann.

Die Durchführung der Röntgentherapie selbst sei hier nur gestreift. Es sollen einige Serien mit einem Intervall von je 6 Wochen gegeben werden. Die Bestrahlung wird von 4 Feldern (einem perinealen, einem sakralen und zwei suprapubischen) aus durchgeführt, wobei man noch die Vorsicht gebraucht, die Mittellinie mit Rücksicht auf eine später doch noch notwendige Operation nicht zu bestrahlen, ja sie sogar mit einem Bleistreifen abzudecken. Nachteile von der Bestrahlung in Form allgemeiner Reaktionen kommen nicht vor. Zuweilen erfährt nur eine schon vorhandene Cystitis eine geringe Verschlechterung. Bei schwerer Pyurie soll daher zuerst diese gebessert werden und dann erst die Bestrahlung einsetzen.

Die Vasoligatur wird in Lokalanästhesie von einem je einen Zentimeter langen Schnitt vorgenommen. Es gibt Operateure, die dabei auch die Dopplersche Pinselung mit Isophenal oder Inzisionen in die Hodenkapsel nach Lakatos vornehmen. Wenn spezielle Indikationen (besonders über ihre Jahre hinaus gealterte Männer oder besonders hinfällige Kranke) vorliegen, so ist gegen einen dieser Eingriffe nichts einzuwenden; immerhin muß man dabei die Inzision weit größer gestalten, man muß mit Schädigung und späterer Thrombosierung von Venen des freigelegten Samenstranges rechnen, so daß ich die an und für sich wenn auch völlig ungefährliche Operation doch nicht als so harmlos wie die zuerst genannte einfache Vasoligatur hinstellen kann, deren Vornahme stets unbedenklich zu empfehlen ist.

Mit der bisherigen Schilderung der konservativen Behandlung soll aber keineswegs gesagt sein, daß sämtliche Fälle dieser Gruppe unbedingt auf diese Weise zu behandeln sind. Es wird auch in dieser Gruppe eine Reihe von Fällen geben, bei denen wir die Vornahme einer Operation gleich oder im Verlauf der Beobachtung empfehlen müssen. Wir werden die Operation dann empfehlen, wenn es sich um jüngere Patienten, etwa unter 60 Jahren handelt; wenn der Patient aus äußeren Gründen nicht die Möglichkeit hat, sich einer länger dauernden konservativen Behandlung zu unterziehen; und natürlicherweise dann, wenn die konservative Behandlung keine den Arzt oder den Patienten befriedigenden Resultate ergibt. Auch wiederholt bereits durchgemachte Anfälle kompletter Harnverhaltung werden uns zur operativen Indikation bringen, um so eher, in je besserem Allgemeinzustand sich der Kranke befindet.

Die bisherigen Besprechungen haben nur die Fälle mit klarem nicht infiziertem Harn betroffen.

Kommt der Patient mit trübem Harn in Beobachtung oder ist eine Harntrübung während der Behandlung eingetreten, so gelten zwar für die Behandlung die gleichen eben dargelegten Vorschriften; hier tritt aber schon die Dauerkathetertherapie in den Vordergrund, und zwar um so eher, um so notwendiger und um so wirkungsvoller, je größer die Restharnmenge ist. Diesbezüglich soll, um Wiederholungen zu vermeiden, auf den Abschnitt über die „Dauerdrainage" (Seite 82) verwiesen werden.

Es wurde früher schon betont, wie wichtig die ständige Kontrolle aller jener Fälle hinsichtlich ihrer Nierenfunktion ist, die wir konservativ behandeln. Dies gilt in verstärktem Maße für Fälle mit Harninfektion, da hier nicht nur die durch die Stauung bedingten, sondern noch viel mehr die durch ein Aufsteigen der Infektion möglichen Nierenschädigungen zu beachten sind. Es geht daraus hervor, daß wir einerseits zur Sicherung solcher Vorkommnisse gezwungen sind, bald und oft für längere Zeit zur Dauerkatheterbehandlung zu greifen, und daß wir anderseits in infizierten Fällen die konservative Behandlung frühzeitiger zugunsten der Prostatektomie verlassen müssen, als es bei nichtinfizierten Kranken der Fall ist. Auch darüber kann auf die nun folgende Besprechung der III. Gruppe hingewiesen werden. Es sei nur, vielleicht schon zum Überdruß, darauf hingewiesen, daß unserer Meinung nach das Problem der Behandlung des Prostatikers in erster Linie und stets in der Erhaltung einer intakten Nierenfunktion gelegen ist.

Die Behandlung
der akuten kompletten Harnverhaltung.

In jedem Moment des Bestehens einer Prostatahypertrophie kann es zu einer völligen Harnsperre, zu einer akuten kompletten Harnverhaltung kommen. Am häufigsten freilich tritt sie bei jenen Patienten ein, bei denen sich schon vorher ein Restharn gebildet hatte.

Kommt nach Einführen des Katheters ein klarer, nicht infizierter Harn zum Vorschein, liegt sein spezifisches Gewicht über 1015, was wir bei einiger Erfahrung auch schon aus der dunklen Harnfarbe erschließen können, so entleeren wir die Blase vollständig (genauer siehe darüber in dem Abschnitt „Über die Entleerung der Blase" auf Seite 51) und entfernen nachher sofort den Katheter. Oft genügt die einmalige Entleerung, um den spontanen Harnabfluß wieder in Gang zu bringen. Gleichzeitig verordnen wir dem Patienten kühle Arzbergerspülungen sowie die übrigen Vorsichtsmaßregeln, von denen bei den beiden ersten Behandlungsgruppen eben die Rede war. Stellt sich die Spontanmiktion wieder ein, so haben wir nach einigen Tagen nachzusehen, ob und wieviel Restharn sich in der Blase befindet. Je nach der Menge reihen wir den Patienten in eine unserer Gruppen ein.

Dauert die Harnverhaltung aber weiter an, so müssen wir 2 bis 3 mal innerhalb 24 Stunden neuerlich den Katheter setzen und werden dann, wenn dieser Zustand einige Tage anhält oder sich der Harn zu trüben beginnt, gezwungen sein, den Dauerkatheter einzulegen. Wohl kann man versuchen, diesen nach 1- bis 2 wöchentlicher Dauerdrainage wieder zu entfernen, um neuerlich die Möglichkeit einer Spontanmiktion zu prüfen. Doch geschieht dies zumeist mehr oder minder nur, um dem Patienten aus der Unmöglichkeit, seine Blase spontan zu entleeren, die Notwendigkeit der Operation klar zu machen. Diese „probeweise Entfernung" des Katheters ist übrigens keine ganz ungefährliche Maßnahme; falls die komplette Retention des zu dieser Zeit bereits infizierten Harns andauert, kann es leicht zu hohen Temperatursteigerungen (Rückstauung des Harns gegen die Nieren!) kommen. Darauf ist der Patient unter Klarlegung der damit verbundenen Gefahren aufmerksam zu machen mit der Weisung, sorgfältige Fiebermessungen vorzunehmen und sich nicht mit dem Abgang kleiner Harnmengen zu begnügen, sondern sich unbedingt sofort wieder einzufinden, wenn sich die Miktion nicht völlig klaglos wieder einstellt; aber auch dann sind natürlich Nachkontrollen erforderlich.

Hat der erste die komplette Verhaltung behebende Katheterismus aber einen **trüben infizierten Harn** zutage gefördert, ein Beweis, daß auch schon vorher, zur Zeit der inkompletten Retention, eine Harninfektion bestand, dann dürfen wir den Katheter nicht wieder entfernen, sondern müssen ihn vielmehr gleich als Verweilkatheter befestigen. Diese Patienten sind bereits in die III. Behandlungsgruppe einzureihen und nach den dort noch zu erörternden Richtlinien zu behandeln: so bald wie möglich Vasoligatur, Nierenfunktionsprüfungen, Harndesinficientia, Durchspülungstherapie (Seite 84). **Die Gefahren, die kompletten Verhaltungen bei infiziertem Harn drohen, sind am sichersten durch die Prostatektomie zu bannen.**

III. Behandlungsgruppe.

Die Gruppe III ist charakterisiert durch das Vorhandensein einer größeren Restharnmenge, sei es, daß eine chronische inkomplette Retention mit einem 150 oder 200 übersteigenden Residualharn, sei es, daß eine dauernde komplette Harnverhaltung vorliegt. Es wird nach den bisherigen Ausführungen wohl verständlich sein, daß sich hier entsprechend der längere Zeit schon bestehenden Stauung zumeist **bereits Schädigungen der Nierenfunktion** und oft auch des Kreislaufapparates entwickelt haben müssen.

Über die Art und Weise, wie wir in solchen Fällen bei der **Entleerung der Blase** vorzugehen haben, wurde schon in dem Abschnitt „Über die Entleerung der Blase" auf Seite 51 das Notwendige auseinandergesetzt.

Wir haben uns dann weiter so rasch wie möglich ein Urteil über den Grad der Nierenschädigung zu verschaffen; wir können dies schätzungsweise aus dem spezifischen Gewichte des Harns, aus den anamnestischen Angaben des Patienten hinsichtlich seiner täglichen Harnmenge, seines gesteigerten Durstgefühls, des Zustandes seines Magendarmkanals, einer etwa vorhandenen Incontinentia paradoxa, aus der Palpation seiner mächtig überdehnten Blase, oft schon aus dem Aussehen des Kranken erreichen. Genau werden wir aber erst darüber orientiert sein, bis wir den Reststickstoffwert des Blutes, das wir sofort abnehmen sollen, vom Laboratorium mitgeteilt erhalten. In Fällen, in denen es statthaft war, die Blase auf einmal zu entleeren, können wir auch mit der Blutentnahme die intravenöse Injektion von Indigokarmin verbinden, die uns sofort einen guten Hinweis auf das Ausmaß der Nierenfunktionsstörung liefert. Den Verdünnungs-Konzentrations-Versuch dagegen soll man erst einige Tage später ausführen; in Fällen, in denen die Blase sofort entleert wurde, müssen wir ja zunächst der therapeutischen Indikation, der reichlichen „Durchspülung" des Körpers (siehe Seite 84) genügen und würden daher den Kranken durch die Anstellung des Konzentrationsversuches nur gefährden; und in Fällen, in denen die schrittweise Entleerung sich als richtig erweist, könnten wir die Verdünnungs-Konzentrations-Probe ja ohnehin nicht anstellen.

Eine besondere Aufmerksamkeit ist in den Fällen der III. Behandlungsgruppe schon bei der ersten Untersuchung dem Kreislaufsystem zu widmen: Messung des Blutdrucks, Untersuchung des Herzens und des Pulses. Über die hier notwendige vorbeugende Behandlung siehe Seite 84.

Bei der *Behandlung der Fälle* dieser Gruppe haben wir darauf hin zu arbeiten, daß

1. die bereits vorhandenen Nierenstörungen eine möglichst weitgehende Rückbildung erfahren (soweit sie überhaupt reparabler Natur sind. Eine durch eine chronische Schrumpfniere oder eine schwere Nephrosklerose bedingte Niereninsuffizienz wird durch keinerlei Behandlung zur Rückbildung zu bringen sein).

2. Nach Erreichung dieses Zieles soll eine neuerliche Verschlechterung der Nierenfunktion unbedingt verhindert werden. Dieser letzteren Forderung können wir nur durch Vornahme der Radikaloperation gerecht werden. Die *Prostatektomie muß daher für die Fälle dieser Gruppe die Behandlungsmethode der Wahl sein*, von der wir nur abgehen, wenn wichtige Gründe ihre Vornahme als untunlich erscheinen lassen.

Es steht außer Zweifel, daß nicht sämtliche Patienten, die

dieser Gruppe angehören und unsere Hilfe aufsuchen, einer sofortigen Operation zugeführt werden können. Nahezu bei allen muß eine längere oder kürzere „vorbereitende Behandlung" durchgeführt werden, um so länger, je schlechter ihre Nierenfunktion und der Allgemeinzustand ist; bei manchen unter ihnen wird es sich dabei herausstellen, daß eine Radikaloperation entweder überhaupt nicht oder zumindest erst in einem viel späteren Zeitpunkte durchführbar ist.

Es ist daher auch in dieser Gruppe den Anhängern der konservativeren Richtung Zeit und Gelegenheit geboten, verschiedene derartige Behandlungsmethoden heranzuziehen; Einwendungen dagegen sind sicherlich nicht zu machen, vorausgesetzt allerdings, daß dabei das oben genannte Hauptziel, Besserung und Erhaltung der Nierenfunktion, nicht aus den Augen verloren wird und nicht eine ungebührlich lange Zeit ergebnislos und ganz ohne Aussicht auf Erfolg verschleudert wird.

Von einer Röntgentherapie ist abzuraten, solange die Harntrübung eine schwere ist, vor allem aber bei stärkerer Reststickstofferhöhung wegen Gefahr des Auftretens einer tödlichen Urämie.

Wenn nun im weiteren die vorbereitende Behandlung zur Operation genauer besprochen und der Zustand, in dem der Patient sich befinden muß, um die Prostatektomie mit aller Aussicht auf Erfolg zu überstehen, genau definiert werden soll, so könnte die Schilderung dieser Maßnahmen in einer für Praktiker bestimmten Besprechung überflüssig erscheinen. Dem ist aber nicht so, da, ob der Patient sich zur Operation entschließt oder nicht, ob wir das eben genannte Ziel überhaupt erreichen können oder nicht, die Behandlung jedenfalls in genau der gleichen Weise gemacht werden muß, um den Kranken aus seinem so überaus gefährdeten labilen Zustand wieder in einen ungefährlichen konsolidierten zu überführen.

Die vorbereitende Behandlung des Patienten zur Prostatektomie zielt darauf hin, alle durch die Harnstauung und eine nur zu oft vorhandene Harninfektion gesetzten schädlichen Folgen weitmöglichst zur Rückbildung zu bringen. Den breitesten Raum in der vorbereitenden Behandlung nimmt die lege artis durchzuführende Drainage der Blase und die damit verbundene Druckentlastung des ganzen Harnsystems ein; die Bekämpfung der Harninfektion, Maßnahmen zur Besserung der Nierenfunktion, die Erhaltung und Stützung der Funktion des Herz-Gefäß-Systems, Regulierung der Darmtätigkeit sind weitere wichtige Aufgaben, deren wir uns in solchen Fällen vom ersten Momente der Übernahme der Behandlung an zu unterziehen haben.

Durchführung der „vorbereitenden" Behandlung.

Die Dauerdrainage der Blase bei akuter und chronischer, kompletter wie auch bei inkompletter Harnretention, vielleicht kombiniert mit einer Harninfektion, wirkt sich in folgender Weise aus.

1. Die gedehnten Hohlräume der Blase, der Ureteren und Nierenbecken werden dauernd leer gehalten, die Muskulatur ihrer Wand kann wieder ihren Tonus zurückgewinnen.

2. Der Druck des gestauten Harns auf das Nierenparenchym wird behoben, die dadurch erfolgten Parenchymschädigungen (Sekretionsstörungen) erfahren, soweit sie nicht schon irreparabler Natur sind, eine weitgehende Rückbildung.

3. Die bei Harnretention im uropoetischen System vorhandene kongestive Hyperämie wird zum Schwinden gebracht. Diese Rückbildung der Blutanschoppung ist auch für die Bestimmung des Zeitpunktes der Enukleation von größter Bedeutung, und zwar mit Rücksicht auf die Blutungsgefahr aus dem Prostatawundbett. Es ist daher nicht nur bei chronischer inkompletter Retention (mit geschädigter Nierenfunktion), sondern auch bei akuter Retention (bei noch ungeschädigter Nierenarbeit) die sofortige Radikaloperation ohne vorhergehende, zumindest einige Tage dauernde Drainage absolut kontraindiziert.

4. Die Resorption stickstoffhältiger Stoffe aus dem Harn durch die aufgelockerte Blasenschleimhaut wird unmöglich gemacht.

5. Durch die Dauerdrainage beherrschen wir am besten die Harninfektion, nicht nur die der Blase, sondern vor allem auch die der oberen Harnwege. Bei einer kompletten oder inkompletten Harnverhaltung sind ja alle Vorbedingungen zur Ausbreitung einer Infektion gegeben; der stagnierende Harn bietet Bakterien, die entweder von außen oder hämatogen in die Blase gelangt sind, einen ausgezeichneten Nährboden; die bei Harnstauung hyperämische Schleimhaut begünstigt das Eindringen von Bakterien in die oberflächlichen und später dann auch in die tieferen Schichten der Blasenwand. Die dauernde Einwirkung der Bakterien auf den stagnierenden Harn äußert sich in einer Zersetzung des Harns (ammoniakalische Harngärung). Dieser schwer infizierte und zersetzte Harn wirkt um so toxischer und begünstigt das Fortschreiten der Entzündung um so mehr, je länger die Stagnation des Harns andauert und je virulenter die Bakterienstämme sind, die als Erreger der Infektion in Betracht kommen. Erst die dauernde Ableitung des infizierten Harns samt den in ihm enthaltenen Entzündungsproduk-

ten schafft Verhältnisse, die denen bei spontan sich entleerenden Blasen ähnlich sind, wodurch die Abheilung des Blasenkatarrhs in die Wege geleitet wird, noch begünstigt durch die Ruhigstellung der entzündeten Blasenwand.

Aber nicht nur bei Infektionen des gestauten Blasenharns erweist sich das Anlegen einer Blasendrainage, deren Heilwirkung hier mit der Entgiftung durch ein in eine Eiterhöhle eingelegtes Drainrohr verglichen werden kann, als unentbehrliche Maßnahme. Hat sich die Infektion auch auf den gestauten Harn in den Ureteren und Nierenbecken fortgesetzt, so können wir durch den in der Blase liegenden Katheter auch den Infektionszustand dieser Organe im Sinne einer Besserung beeinflussen. Die Wichtigkeit der Besserung der Infektion in Nierenbecken und Ureteren ist aber deshalb eine ganz besonders große, da wir dadurch ein Fortschreiten der Entzündung auf das Nierenparenchym verhindern oder zumindest erschweren sowie die Resorption der Entzündungsprodukte von der großen Oberfläche des Hohlraumes der Blase, Ureteren und Nierenbecken hintanhalten. Und schließlich wird ein durch heftige Kontraktionen der Blase hervorgerufener, unter Druck stehender Rückfluß infizierten Harns gegen die Nierenbecken zu unmöglich gemacht.

Die medikamentöse Behandlung gegen die Harninfektion siehe Seite 72.

6. Bei liegendem Dauerkatheter sind wir ferner in der Lage, ohne Schwierigkeiten je nach Bedarf 1- bis 3mal täglich Blasenspülungen vorzunehmen und auf diese Weise die entzündete Blasenschleimhaut direkt zu beeinflussen.

7. Hand in Hand mit der Besserung der Nierenfunktion sehen wir auch ein Herabgehen eines erhöhten Blutdrucks, ein Wiedererwachen des erloschenen Appetits, Besserung der Darmfunktion und eine allmählich fortschreitende Zunahme des Kräftezustandes. Es ist wichtig zu wissen, daß in der ersten Zeit der Dauerdrainage oft eine scheinbare Verschlechterung der Allgemeinlage, zuweilen verbunden mit einer gewissen Abmagerung, zu beobachten ist. Während die Abmagerung auf die Ausschwemmung des im Körper zurückgehaltenen Gewebswassers zurückzuführen ist, wird eine Verschlechterung des Allgemeinbefindens vor allem dann eintreten, wenn nicht genügend Flüssigkeit zugeführt werden kann. Das vom Druck befreite Nierenparenchym setzt mit einer reichlichen Harnsekretion ein; dieser Harn kann entsprechend der vorhandenen Konzentrationsschwäche der Nieren stets nur stark diluiert sein. Es kommt auf diese Weise zu einer Flüssigkeitsverarmung des Organismus und damit zu einer höheren Konzentration der in

den Körpergeweben zurückbleibenden toxischen Stoffwechselschlacken. Wir müssen daher, solange die Nieren nicht imstande sind, den Harn entsprechend hoch zu konzentrieren, diesen für den Patienten oft sehr gefährlichen Zustand auf die Weise bekämpfen, daß wir eben sehr große Flüssigkeitsmengen zuführen. Gelingt dies nicht per os, so müssen rektale Tropfklysmen und subkutane Kochsalzinfusionen mithelfen. Denn nur eine große Harnmenge kann in solchen Fällen die nötige Menge von festen Substanzen aus dem Körper herausschwemmen. Die Größe der Flüssigkeitsmenge hängt einerseits von der Höhe der Schlackenretention, erkennbar an der Reststickstoffzahl des Blutes, anderseits von dem Zustande des Kreislaufsystems ab. Im allgemeinen muß man trachten, eine tägliche Harnmenge von mindestens zwei Litern zu erzielen; bei stärkeren Schlackenretentionen, zum Beispiel über 80 Milligrammprozent, genügt auch diese Menge nicht mehr, da ist bis auf die äußerste Grenze der vom Kreislaufsystem zu leistenden Arbeit zu gehen (bis zu 3 bis 4 Liter).

In den ersten Tagen der Dauerdrainage des Harnsystems erweist es sich schon, ob es sich noch um besserungsfähige oder um irreparable Nierenschädigungen handelt. Während im ersteren Falle eine Harnflut einsetzt und die Besserung des Allgemeinzustandes von Tag zu Tag fortschreitet, bleibt bei schweren irreparablen Prozessen wie zum Beispiel Nephrosklerose oder schwer pyelonephritisch zerstörten Nieren diese Harnflut aus oder es tritt sogar eine wahre Oligurie ein. Die weiteren Zeichen der dann rasch fortschreitenden Urämie, wie trockene Zunge, Erbrechen, zuweilen auch Durchfälle, komatöser Zustand, weisen auf den hoffnungslosen Zustand des Kranken hin.

Behandlung des Kreislaufsystems. Dem durch eine höhergradige Harnstauung geschädigten Herzen wird durch die Durchspülungsbehandlung natürlich eine große Arbeit zugemutet. Wir müssen daher, und dies gilt insbesondere für die hochgradigen Harnstauungen, nicht nur vor Beginn der Behandlung eine genaue Untersuchung des Herzens und Bestimmung des Blutdrucks durchführen, sondern auch in den ersten besonders kritischen Tagen diese Untersuchungen wiederholen, da wir nur auf diese Weise imstande sind, die Medikation in richtiger und zweckentsprechender Weise durchzuführen. Digitalispräparate, Koffein und Strychnin spielen hier die wichtigste Rolle. Abgesehen von schwereren Läsionen des Kreislaufsystems, auf die hier nicht genauer eingegangen werden kann, hat es sich als günstig bewährt, vom ersten Beginn an kleine Dosen Digitalis zu verordnen sowie Koffein und Strychnin in folgender Dosierung zu geben: Strychnini nitrici 0,03,

Coffeini natr.-benz. 3,0, Pulv. et Extr. Gentianae q. s.; f. massa ex qua form. pil. N XXX; S. 2 bis 3 Pillen täglich.

Eine Besserung der Darmtätigkeit stellt sich zumeist schon nach wenigen Tagen der richtig durchgeführten Entlastungs- und Durchspülungsbehandlung ein. Milde Abführmittel oder Darmwaschungen müssen bei Bedarf nachhelfen. Die Diät soll möglichst eiweißfrei sein und reichlich Zucker in Form von Süßspeisen und Fruchtsäften enthalten. In Fällen von hohem Reststickstoff im Blute kann man auch die Entgiftung des Organismus durch Renotrattabletten, 4 Stück täglich, sowie durch Rektaleinläufe mit Tierkohle beschleunigen.

Für die Besserung der Nierenfunktion können wir außer den genannten Maßnahmen noch Eigenblutinjektionen (siehe Seite 8) und Diathermie der Nieren vornehmen.

Die Dauerdrainage der Blase und damit des ganzen Harntraktes kann mittels Dauerkatheters oder mittels der Cystostomie (suprapubische Blasenfistel) durchgeführt werden.

In jedem Fall ist mit der Dauerkatheterdrainage zu beginnen und in den meisten Fällen gelingt es uns auch, den Patienten auf diese Weise zur Prostatektomie in einem Akt vorzubereiten. Nur wenn spezielle Indikationen vorliegen, müssen wir uns zu der Anlegung einer Blasenfistel entschließen, aber auch dann womöglich nicht, ohne vorher durch einige Zeit (1 bis 2 Wochen) mittels Dauerkatheters drainiert zu haben. Die Anlegung einer Blasenfistel ist nur dann notwendig, wenn der Katheter sehr schlecht vertragen wird oder nicht verläßlich zu befestigen ist, wenn eine schwere Pyurie mit alkalischem Harn vorliegt, wobei der Katheter immer wieder durch Schleimmassen verstopft wird, eine schwere Infektion der Prostata besteht, schwere Veränderungen des Myocards, abnorm hoher oder niedriger Blutdruck vorhanden ist; wenn es sich um sehr heruntergekommene Kranke handelt oder der Reststickstoff hohe Werte zeigt, so daß mit einer sechs bis zehn Wochen übersteigenden Drainage gerechnet werden muß. Auch in manchen durch Blasensteine komplizierten Fällen wird eine Dauerkatheterbehandlung nicht vertragen (siehe Seite 97). In solchen Fällen legen wir also eine Cystostomie an und können nun warten, bis eine entsprechende Erholung eingetreten ist. Erreichen wir dieses Ziel, dann wird in einem zweiten Akt das Adenom enukleiert; wir haben damit eine zweizeitige Prostatektomie ausgeführt.

Es sei ausdrücklich bemerkt, daß wir hier nur die von uns geübte und erprobte Behandlung geschildert haben. Es gibt auch Operateure, die stets zweizeitig operieren; sie verwenden zumeist überhaupt keinen Dauerkatheter, sondern legen immer prinzipiell von vornherein eine Blasenfistel an.

Technik der Dauerkatheterbehandlung.

Der in die Harnröhre eingelegte Dauerkatheter hat die Aufgabe, die Harnblase zu drainieren, gleichsam trocken zu legen. Er muß daher in einer Weise eingelegt werden, daß die Blase auch tatsächlich ständig leer erhalten wird. Wobei wir außerdem trachten müssen, Schädigungen der Schleimhaut der Blase und der Harnröhre durch den Katheter so weit wie möglich zu vermeiden.

Die richtige Lage des Katheters ist für die Erfüllung seines Zweckes von entscheidender Bedeutung. Der Katheter muß mit seiner inneren Öffnung, dem Katheterauge, knapp hinter dem Musculus sphincter internus liegen; durch Spülungen während und nach der Befestigung können wir auf einfache Weise die richtige Lage feststellen. Wir gehen dabei so vor, daß wir, nachdem der Katheter eingeführt wurde, Flüssigkeit in die Blase einspritzen, jetzt den Katheter langsam so weit herausziehen, bis der Abfluß der Spülflüssigkeit aufhört; in diesem Moment hat also das Katheterauge den inneren Schließmuskel gerade passiert und befindet sich schon in der prostatischen Harnröhre. Schieben wir jetzt den Katheter 1 bis 1½ Zentimeter wieder in die Blasenlichtung vor, so haben wir die beste und allein richtige Lage für den Dauerkatheter erreicht. Es empfiehlt sich zur Erleichterung für darin wenig Geübte, jetzt mit Tintenstift an der Austrittstelle des Katheters aus der Harnröhrenöffnung eine Marke anzubringen.

Während ein zu wenig weit eingelegter Dauerkatheter geradezu einem Verschluß der Blase gleichkommt, sind auch bei zu tief eingeführtem Katheter die Abflußverhältnisse sehr ungünstige. Denn dann liegt das Katheterauge eine mehr oder minder große Strecke höher als das Orificium der Blase und der Harn kann erst dann abzufließen beginnen, bis die untere Blasenhälfte von ihm angefüllt wurde; wir haben also durch den unrichtig liegenden Dauerkatheter geradezu einen künstlichen Restharn geschaffen. Bei einem zu weit in die Blasenlichtung vorragenden Katheter kommt es auch vor, daß sein in die Blase hineinreichender Teil durch Kontraktionen der gereizten Harnblase direkt abgeknickt wird, so daß in diesem Moment ein teilweiser oder vollständiger Verschluß des Katheters entsteht. Der zu tief eingeführte Katheter kann auch den Schleimhautstellen, an die er angepreßt ist, gefährlich werden, indem er den Anlaß zu Ulzerationen von der Art der Dekubitalgeschwüre abgibt.

Jeder Dauerkatheter macht die ersten Tage seinem Träger mehr oder minder große Beschwerden, die dazu nötigen, beruhigende oder schmerzlindernde Medikamente (am besten in Form von Suppositorien, siehe Seite 75) anzuwenden; später sehen wir regelmäßig, daß der Dauerkatheter eine eitrige Urethritis hervorruft (siehe Seite 93), die den Patienten zumeist sehr beunruhigt, ohne aber für gewöhnlich irgend welche ernste Folgen zu haben.

Zur Vermeidung der subjektiven Beschwerden sowie zur möglichsten Milderung der entzündlichen Erscheinungen bei der Dauerkatheterbehandlung ist die Wahl eines geeigneten Instruments von Wichtigkeit. Die sich hiefür eignenden Katheterformen sind ausschließlich die Weichgummikatheter (Nelaton und Tiemann). Während man zum ersten Katheterismus stets einen Tiemannkatheter verwenden soll und diesen auch als ersten Dauerkatheter befestigen kann, ist es ratsam, später dann nur den Nelatonkatheter zu gebrauchen, Stärke 17 bis 19, sofern er einführbar ist. Sein Lumen ist weiter, seine Wandung weicher als die des Tiemannkatheters; überdies ruft er, da ihm ja die steife Spitze fehlt, weniger leicht Schädigungen der Blasenschleimhaut hervor. Halbsteife Seidengespinstkatheter sind nur ganz ausnahmsweise und dann nicht länger als 24 Stunden als Verweilkatheter zu befestigen; nach dieser Zeit sind sie unbedingt durch Gummikatheter zu ersetzen. Die so überaus gefährlichen Metallkatheter dürfen in Fällen von Prostatahypertrophie überhaupt nicht verwendet werden. Auch die Stärke des Katheters spielt eine Rolle; es ist stets eine Kathetergröße zu wählen, die nicht allzu knapp die Harnröhrenmündung passiert; ein solcher Katheter wird die Harnröhrenschleimhaut möglichst wenig reizen, das Entstehen von Druckgeschwüren wird dadurch verhindert und das Urethralsekret hat zwischen Katheter und Harnröhrenwand einen freien Abfluß. Ist erst der Patient nach tage- oder wochenlangem Tragen an den Dauerkatheter gewöhnt, so pflegt die Toleranz der Schleimhaut für diesen Fremdkörper so zugenommen zu haben, daß kaum Spuren von Urethralsekret mehr wahrzunehmen sind.

Die Befestigung des Dauerkatheters am Penis muß eine derartige sein, daß der Katheter in der als richtig erkannten Lage gut und sicher fixiert ist. Sie kann auf verschiedene Art und Weise geschehen. Am einfachsten nimmt man zwei je 10 Zentimeter lange und 1 bis 1½ Zentimeter breite Heftpflasterstreifen, die jederseits des Gliedes nach vorne verlaufen und dort um den Katheter herumgeschlungen werden. Diese Befestigung bewährt sich jedoch nur dann, wenn man vorher nicht nur die Penishaut, sondern vor allem den Katheter mit einem Benzintupfer völlig von dem anhaftenden Gleitmittel gereinigt und dann überdies durch Abwischen mit einem nicht befeuchteten Tupfer völlig getrocknet hat. Die Stelle, an der man die Heftpflasterstreifen an den Katheter befestigen will, muß in diesem Moment ein mattes Aussehen haben; wenn sie noch glänzt, wird das Heftpflaster nicht zu einem dauerhaften Halten zu bringen sein. Hat man die Streifen angelegt, so überzeugt man sich nochmals durch Einspritzen von Flüssigkeit von der richtigen Lage und sichert dann noch die Anheftung der Heftpflasterstreifen am Katheter mittels eines schmalen Bändchens oder eines kräftigen Fadens, der dort zirkulär herumgeführt und geknüpft wird. Die beiden Fadenenden werden dann jederseits des Penis nach rückwärts geführt und durch einen 2½ Zentimeter breiten, den Penis spiralig (nicht rein zirkulär, dabei tritt infolge der Abschnürung oft ein Ödem des Präputiums auf) umfassenden locker angelegten dritten Heftpflasterstreifen gehalten (Abbildung 19).

Außer der geschilderten gibt es noch eine Menge anderer Befestigungsarten. So kann man beispielsweise die seitlichen Heftpflaster-

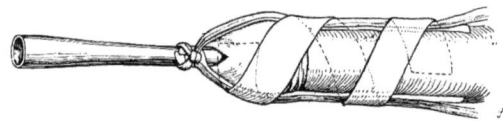

Abbildung 19. Richtige Befestigung eines Dauerkatheters mittels 3 Heftpflasterstreifen und eines Bändchens. Genaue Beschreibung im Text.

streifen überhaupt weglassen, knüpft nur ein breites Bändchen um den Katheter und fixiert die längs des Gliedes nach rückwärts laufenden beiden Bandenden durch einen breiten spiraligen Heftpflasterstreifen. Oder man bestreicht den Penis und auch die (vorher rasierte) Haut der Schamgegend mit Mastisol und klebt dann ein Kalikotbinden- oder Trikotschlauchbindenstück darüber, das vorne durch ein Bändchen auf den Katheter fixiert wird. Schließlich sei hier nur noch der recht praktische aus Gummistreifen bestehende, sogenannte Katheterkorb oder Katheterhalter (Firma Rüsch), der in einschlägigen Geschäften erhältlich ist, erwähnt, er ist besonders dann angezeigt, wenn der Patient oder seine Angehörigen die Befestigung oder den Wechsel des Dauerkatheters selbst auszuführen haben.

Bei jeder der geschilderten Befestigungsarten soll der Meatus genügend frei bleiben, um das Urethralsekret nach außen treten zu lassen und Eiterretentionen zu vermeiden. Bei sehr starker Sekretion kann man, abgesehen von häufigerem Wechsel, noch zwischen dem Meatus und den Heftpflasterstreifen ein dünnes mit Zinkpaste bestrichenes Gazestreifchen einlegen.

Für die kunstgerechte Durchführung einer Dauerkatheterbehandlung ist es ferner von Wichtigkeit, daß der Katheter nicht eine ununterbrochen lange Zeit in der Harnröhre liegen bleibt. Länger als 5 bis 7 Tage soll man mit dem Wechseln eines Dauerkatheters niemals zuwarten. Bei starken Reizerscheinungen wechsle man den Katheter öfter, nötigenfalls selbst täglich. Das Entfernen des Katheters aus der Harnröhre soll langsam und unter ständiger Spülung mit einer leicht antiseptischen Flüssigkeit (Borlösung, Silbernitrat-, Rivanollösung) vorgenommen werden; vor Wiedereinführen eines anderen frisch ausgekochten Katheters ist es rätlich, wenn auch nicht unbedingt erforderlich, 1 bis 2 Stunden verstreichen zu lassen, um dadurch der Harnröhre eine wenn auch kurze Zeit zur Erholung zu geben. Der entfernte Katheter ist zunächst an seiner Außenseite mit Benzin und dann mit Seife und Wasser gut zu reinigen, gut durchzuspritzen und seiner ganzen Länge nach kräftig zwischen Daumen und Zeigefinger durchzurollen, damit die an seiner Innenfläche angesetzten Salze losgelöst werden. Dieses Manöver ist so lange fortzusetzen, bis beim Durchspritzen des Katheters keine Sand mehr abgeht. Der Katheter soll dann bis zum Trocknen aufgehängt und erst unmittelbar vor Gebrauch für 5 Minuten in schon kochendes Wasser gelegt werden.

Als Gleitmittel verwende man sterilisiertes Glyzerin oder eine der käuflichen in Tuben abgefüllten Kathetercremen, auch steriles Öl kann verwendet werden, doch schädigt dieses bei öfterer Anwendung den Katheter, der aufquillt und sehr weich wird. Vaseline oder ein anderes wasserunlösliches Fett ist unbedingt verboten.

Blasenspülungen müssen, solange ein Dauerkatheter liegt, regelmäßig mindestens einmal des Tages vorgenommen werden. Ist die Harntrübung eine stärkere, verlegt sich der Katheter durch Eiterklümpchen, Eitermassen (insbesondere bei ammoniakalisch zersetztem Harn), Sandpartikel, kleine Blutkoagula, so spüle man häufiger, zweimal des Tages oder nach Bedarf auch öfter. Was wir als Spülflüssigkeit verwenden, ist nicht von überragender Bedeutung. Die von uns bevorzugten Spülmittel sind 3%ige Borlösung, 1%ige Kochsalzlösung, Rivanollösung (zirka 1:5000) und Silbernitratlösung (1:10.000 bis 1:1000). Die Spülung wird am bequemsten mittels einer auskochbaren Blasenspritze vorgenommen; doch kann man sie auch ganz gut mittels eines ausgekochten Blech- oder Glastrichters machen, wobei dann freilich, damit die Lösung überhaupt einfließen kann, das mit dem Trichter armierte Katheterende möglichst hoch in die Höhe gehalten werden muß. Um den Blasendruck dabei möglichst niedrig zu halten, soll der Patient ohne Kopfpolster flach auf dem Rücken liegen.

Um die Durchgängigkeit des Katheters stets frei zu halten und Inkrustationen an seiner Innenfläche möglichst zu vermeiden, ist es vorteilhaft, für eine reichliche Diurese zu sorgen („Spülung von innen aus"); die Harndesinfizientia sind entweder täglich oder jeden 2. bis 3. Tag zu reichen, am besten Urotropin (Hexamethylentetramin) in Dosen von 3 bis 4 Gramm (die halbe Dosis des morgens nach dem Frühstück, die andere halbe abends knapp vor dem Einschlafen, stets in Wasser gelöst); und zwar erscheint es vorteilhafter, lieber nur jeden 2. oder 3. Tag die volle genannte Dosis als täglich eine kleinere und dann stets wirkungslose von 1 bis 2 Gramm zu verordnen. Fälle mit ammoniakalisch zersetztem Harn machen oft der Dauerkatheterbehandlung große Schwierigkeiten, da unter dem Einflusse der alkalischen Harnreaktion das Eiweiß des Eiters sich in Alkalialbuminat umwandelt, das durch seine schleimige gelatinöse Beschaffenheit das Katheterlumen nur schwer passiert. In solchen Fällen müssen wir trachten, durch entsprechende Medikation eine saure Harnreaktion zu erzielen. Hiefür eignet sich am besten das Ammonium chloratum (Gelamontabletten) und Acifact, worüber schon auf Seite 72 das Notwendige gesagt wurde.

Auch das primäre Natriumphosphat (Natrium biphosphoricum), unter dem Namen Recresal im Handel, bewirkt eine Harnsäuerung; wenn diese auch nicht den Grad erreicht, wie die früher genannten Medikamente, so hat es dafür die Vorteile, daß es besser einzunehmen ist und daß es auch den Allgemeinzustand oft recht günstig beeinflußt. Die Tagesdosis beträgt 2 bis 4 Gramm täglich, während oder nach den Mahlzeiten in Wasser gelöst zu nehmen.

Selbst eine langdauernde Behandlung mit Verweilkatheter läßt sich ausgezeichnet in häuslicher Pflege durchführen; die Spülungen können von den Angehörigen des Patienten, sei es mittels einer Spritze, sei es mit Hilfe eines Trichters, vorgenommen werden, wenn der Arzt den Angehörigen des Kranken die richtige Durchführung dieser Maßnahmen gezeigt, vor allem die aseptischen Vorsichtsmaßregeln genau erklärt und die ersten Male die Durchführung selbst überwacht hat. Der behandelnde Arzt braucht dann, wenn keine Komplikationen eintreten, nicht öfter als einmal wöchentlich zum Wechseln des Katheters den Kranken aufzusuchen, wenn dieser nicht in der Sprechstunde erscheinen kann. Aber auch diese etwas heikle Maßnahme, das Wechseln des Katheters, wird von intelligenteren Personen bald erlernt. Auf diese Weise durchgeführt, läßt sich die Verweilkatheterbehandlung durch lange Zeit ohne besondere Störung seitens des Patienten oder seiner Angehörigen anwenden. Da ja das Bestreben besteht, Kranke im vorgerückten Alter möglichst wenig im Bett zu halten, so ist der Kranke, wenn nicht spezielle Kontraindikationen wie allgemeine Schwäche oder Fieber vorliegen, bald dazu zu verhalten, aufzustehen und zumindest im Zimmer regelmäßig Bewegung zu machen, die dann entsprechend der Jahreszeit und den äußeren Umständen auch auf das Freie auszudehnen ist. Da der Dauerkatheter möglichst viel offen gehalten werden soll, müssen dann die Kranken einen der zahlreichen im Handel befindlichen Gummirezipienten tragen, die den Vorteil haben, daß der Harn weder beim Gehen noch beim Niedersetzen der Kranken verschüttet werden kann.

Für den Gebrauch zu Hause genügt es, wenn der Kranke ein 300-Gramm-Glasfläschchen (oder eine kleine Aluminiumfeldflasche) trägt, in das der Katheter hineinragt.

Bei einer Dauerkatheterbehandlung soll stets die Vasoligatur vorgenommen werden, am besten und sichersten noch bevor wir den Katheter befestigen. (Über die Gründe hiefür wie über die Durchführung siehe Seite 76 und 77.)

Technik der Blasenfistelbehandlung.

Die Anlegung der Blasenfistel geschieht in Lokalanästhesie. In die möglichst eng gehaltene Blasenöffnung wird ein Pezzerkatheter (Abbildung 16a), Nr. 22 bis 26, eingelegt. Am fünften Tag kann der Patient bereits herausgesetzt werden und weitere fünf Tage später die Anstalt verlassen und der Pflege des Hausarztes übergeben werden. Es kann, wenn auch selten, vorkommen, daß in der dritten Woche ein gewisses Nässen um den Katheter eintritt, das sich jedoch mit der zunehmenden Vernarbung der Öffnung verliert, so daß dann der Patient völlig trocken ist.

Eine eigene Befestigung des Pezzerkatheters ist eine nicht unbedingte Notwendigkeit. Ist sie aber erwünscht, so legt man um den vorher gut mit Benzin gereinigten Katheter ein schmales Heftpflasterstreifchen knapp an seiner Austrittsstelle aus der Blase mehrmals herum, durch das man eine Sicherheitsnadel hindurchsticht, die somit den Katheter selbst nicht verletzt. Die die Fistel umgebende Haut wird mit etwas Zinkpaste bestrichen, darauf kommt ein sehr kleiner, aber dicker Gazereiter; durch zwei quere Heftpflasterstreifen wird die Nadel unverrückbar fixiert. Oder aber man nimmt ein zirka 6 Zentimeter langes Drainrohr und durchlocht es an zwei gegenüberliegenden Stellen. Durch diese beiden entsprechend klein gehaltenen Löcher wird der Pezzerkatheter hindurchgezogen; das dann knapp an der Austrittsstelle des Pezzers liegende Drain fixiert ihn ohne weitere Heftpflasterbefestigung in ausgezeichneter Weise. Natürlich kann man auch eine der zahlreichen im Handel befindlichen Pelotten benützen, wobei dann an Stelle des Pezzerkatheters ein entsprechend starker Nelatonkatheter oder ein seitlich gelochtes Gummidrain treten kann.

Die Spülbehandlung hat ganz analog der bei liegendem Dauerkatheter zu geschehen.

Das Wechseln des Pezzerkatheters braucht nicht öfter als jede dritte Woche vorgenommen zu werden, es sei denn, daß sich schon früher das Lumen verlegende Inkrustationen zeigen. Zum Wechseln des Pezzerkatheters faßt man ihn möglichst nahe an seiner Austrittsstelle mit zwei Fingern und zieht ihn langsam aber energisch heraus. Eine geringe Blutung ist dabei ebenso wie bei dem nachfolgenden Einführen des neuen Katheters der Granulationen des Fistelkanals wegen nicht zu vermeiden. Über die Reinigung des entfernten Katheters siehe Seite 89. Zum Einführen des inzwischen vorbereiteten neuen Katheters ist es notwendig, seinen pilzförmig gestalteten Kopf zu spannen, wofür eigene Katheterspanner im Handel sind, die aus einem langen, etwa stricknadeldicken Metallstab mit knopfförmigem Ende bestehen. Es ist nun nicht praktisch, der Vorschrift entsprechend diesen Katheterspanner durch die ganze Länge des Katheters hindurchzuführen; man geht besser so vor, daß man ihn seitlich durch ein Katheterauge hineinsteckt und auf diese Weise spannt (Abbildung 20), da man ihn dabei leichter gespannt halten kann und eine bessere Führung erhält. Ich selbst schneide übrigens stets zwei weitere Löcher in den Katheterkopf (siehe Abbildung 16a), einerseits um eine Verstopfung durch Gerinsel oder Flocken zu verhindern und anderseits, da durch diese neue Öffnung der Spanner leichter eingesetzt werden kann.

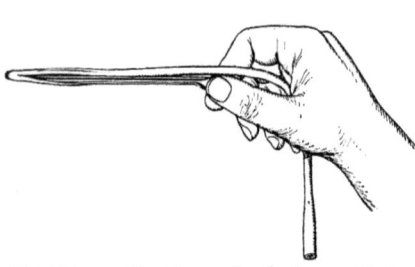

Abbildung 20. Pezzerkatheter mittels eines durch ein seitliches Loch (siehe Abbildung 16a) eingeführten Katheterspanners zur Einführung bereit. (Aus Hirsch, Kleine Chirurgie.)

Bei Nacht ist der Katheter stets offen zu halten. Mittels eines kleinen Glasrohres und eines Gummischlauches kann er soweit verlängert werden, daß der Harn entweder in die im Bett liegende Urinflasche oder aber in ein am Boden stehendes Gefäß geleitet werden kann. Bei Tag wird er je nach der Lage des Falles entweder mittels eines Katheterstoppels verschlossen gehalten oder aber der ständige Abfluß findet nach entsprechender Verlängerung in gleicher Weise wie bei einem Dauerharnröhrenkatheter (siehe Seite 91) statt.

Komplikationen im Verlaufe der Prostatahypertrophie.

1. Infektiöse Komplikationen.

a) Harnröhre. Von der Urethritis traumatica, die bei jeder Dauerkatheterbehandlung entsteht, wurde schon auf Seite 87 und 89 gesprochen. Sie ist nie so hochgradig, daß sie uns zum Verlassen der Dauerkatheterbehandlung zwingen würde. Anders, wenn sich ohne erkennbare Ursache oder durch zu langes Liegenbleiben eines Katheters oder durch Eiterretention bei zu festem und unzweckmäßig angelegtem Zirkulärstreifen die Entzündung über die Harnröhrenwand hinaus auf das periurethrale Gewebe fortsetzt. In solchen Fällen müssen wir den Katheter entfernen und zum Zwecke der Harnableitung zur Blasenfistel unsere Zuflucht nehmen. Das periurethrale Infiltrat behandeln wir am besten mit Termophor und inzidieren, wenn sich eine Fluktuation einstellt.

Über Katheterfieber siehe Seite 36 und 49.

b) Blase. Die Infektion eines Restharns tritt besonders leicht ein. Gründe hiefür wurden schon auf Seite 36 auseinandergesetzt. Ein einmal infizierter Restharn ist kaum je durch lokale oder medikamentöse Maßnahmen wieder zur Klärung zu bringen. Ist ein infizierter Restharn nachgewiesen, so müssen wir wissen, daß nicht nur die Möglichkeit, sondern sogar die Wahrscheinlichkeit besteht, daß die Infektion früher oder später einerseits auf die Prostata, anderseits auf die Nierenbecken oder gar auf das Nierenparenchym übergreifen wird. Es erscheint daher durchaus verständlich, daß das Vorliegen eines infizierten Restharns unsere Indikation zur Prostatektomie beschleunigen muß, daß wir also hier auch in solchen Fällen zur Prostatektomie zu raten haben, die bei fehlender Infektion eher für eine konservative Therapie in Frage gekommen wären.

Die Infektion eines Restharns kann ganz allmählich, ohne besondere subjektive Erscheinungen verlaufen. Zuweilen nur tritt gehäufter und schmerzhafter heftiger Drang auf und wir können in diesen Stadien eine dadurch bedingte Restharnverminderung feststellen. Eine Dauerkatheterbehandlung bringt zwangsläufig eine Harninfektion und damit eine Cystitis mit sich. Akute subjektive Erscheinungen fehlen hier entsprechend der Ruhigstellung der Blase stets. Immerhin sind gerade in den Tagen der beginnenden Infektion, solange noch keine Immunstoffe gebildet wurden, die Patienten in einem gewissen Grade gefährdet. Eine akute Weiterverbreitung der Infektion auf die Prostata und Samenblasen oder die Nieren kann die Bildung multipler Abszesse zur Folge haben, deren Prognose dann recht zweifelhaft erscheint. Wir müssen daher gerade in den ersten Tagen der Dauerkatheterbehandlung bei klarem Harn dem Patienten die allergrößte Sorgfalt widmen: ständige Kontrolle der richtigen Lage des Katheters, bei starker eitriger Urethritis Wechseln des Katheters alle 48 Stunden, dabei gutes Ausspülen der Harnröhre. Reichliche Diurese, große Urotropindosen (4 bis 5 Gramm pro die), tägliche regelmäßige Stuhlentleerung. Ist einmal die erste Woche ohne wesentliche Temperatursteigerung vergangen, dann können wir schon beruhigt sein, dann hat der Urogenitaltrakt schon genügend Schutzstoffe zur Verfügung, um einer akuten Propagation erfolgreich Widerstand zu leisten, dann ist die Infektion im Urogenitaltrakt schon in das harmlosere chronische Stadium getreten.

Eine längere Zeit bestehende Cystitis führt zu Veränderungen der Blasenwand, die über die Schleimhaut hinausgreifen und sich auch später, nach der Prostatektomie, nie mehr ganz zurückbilden; sie sind unter anderem schuld, daß der Harn in solchen Fällen auch nach der Operation eine wenn auch nur geringgradige Trübung aufweist.

c) **Nierenbecken und Nieren.** Die Infektion der Nierenbecken tritt nur selten mit hohen Fiebersteigerungen auf, die dann nach wenigen Tagen abklingen; zumeist handelt es sich um eine mehr chronische Infektion, die sich klinisch nicht eigentlich bemerkbar macht. Die fieberhaften Infektionen bestehen vielmehr in der Ausbildung von zahlreichen kleinen Abszessen oder aber einigen größeren Abszessen in einer oder beiden Nieren, die entweder aszendierend entstanden sind oder hämatogen, ausgehend von der Harnröhre, der Prostata, den Samenblasen oder dem diese Organe umgebenden Venenplexus. In solchen Fällen ist das klinische Bild ein sehr verschiedenartiges, die Diagnose außerordentlich schwierig zu stellen, die Therapie dementsprechend recht machtlos. Zuweilen Beginn mit Schüttelfrost, hohe Temperaturen, in anderen Fällen wieder nur subfebrile Zacken. Eine Druckschmerzhaftigkeit der Nieren ist nur selten vorhanden. Über die Folgen der Harninfektion siehe auf Seite 36.

Therapeutisch werden wir in solchen Fällen, in denen eine renale Infektion gemutmaßt wird, sofort einen Dauerkatheter anlegen, die Blase täglich zweimal spülen und für eine reichliche Diurese Sorge tragen. Hohe Urotropindosen täglich intravenös (gleichzeitig je eine Ampulle Cylotropin und 40% Urotropin), daneben auch per os 2 Gramm. Parenterale Eiweißtherapie, Thermophor in die Nierengegenden.

Stets soll man daran denken, daß die Erweiterung der Nierenbecken und Harnleiter und die dadurch hervorgerufene Harnstauung insbesondere bei vorhandener Infektion eine Steinbildung sehr begünstigt. Es empfiehlt sich daher in jedem Falle von Hypertrophie vor der Operation eine Röntgenübersichtsaufnahme des Harntraktes anfertigen zu lassen. Wir werden auf diese Weise manchem diagnostischen Dilemma in der postoperativen Zeit aus dem Wege gehen können. Auch auf die neueste Untersuchungsmethode, die intravenöse Pyelographie sei hingewiesen, die uns gerade in den Fällen von Hypertrophie, bei denen wegen der Größe des Adenoms die Ureterensondierung so und so oft undurchführbar ist, von gutem diagnostischen Nutzen sein kann. Die Größe der Dilatation der oberen Harnwege und bis zu einem gewissen Grad auch die Funktionstüchtigkeit jeder Niere wird damit einer Erkennung zugänglich.

d) Nebenhoden. Da die bei liegendem Katheter entstandene Epididymitis weit mehr zur Vereiterung neigt als beispielsweise die gonorrhoische Nebenhodenentzündung, und der im Nebenhoden sich bildende Abszeß einen sehr gefährlichen Herd für eine direkte oder metastatische Weiterverbreitung der Infektion im Urogenitaltrakt darstellt, so sollen wir womöglich noch vor Anlegen des Verweilkatheters die doppelseitige Vasoligatur vornehmen. Wurde eine solche ausgeführt, so beobachtet man im weiteren Verlauf nur ausnahmsweise eine Abszeßbildung am zentralen Ende des durchschnittenen Samenstranges, eine wohl stets völlig harmlose und ungefährliche, wenn auch lästige Komplikation. (Technik siehe Seite 77.)

Bei beginnender Epididymitis verordnet man Bettruhe, Hochlagerung des Skrotums (am besten auf ein beide Oberschenkel zirkulär umfassendes und dort fixiertes Handtuch), kalte Umschläge. Eisbeutel sollen wegen der Gefahr der Nekrose vermieden werden. Eiweißtherapie (analog der Prostatitis parenchymatosa, siehe Seite 8). Von prompter, wenn auch nur vorübergehender Wirkung auf die Schmerzen sind intravenöse Calciuminjektionen. Sinkt das Fieber nicht nach 3 bis 5 Tagen oder steigt es nach anfänglichem Sinken wieder an, so muß man an eine Abszedierung denken und, nötigenfalls nach vorangegangener Probepunktion, chirurgisch vorgehen, niemals auf den Nachweis einer deutlichen Fluktuation warten. Bei gleichzeitiger Dauerkatheterbehandlung Wechseln des Katheters jeden 2. bis 3. Tag, womöglich keine größere Stärke als Nr. 16 verwenden. Gutes Reinspülen der Harnröhre. Ständige rektale Kontrolle der Prostata und Samenblasen wegen Gefahr der akuten Entzündung.

e) Prostata. Entzündliche Erscheinungen können sich in der druckatrophischen Vorsteherdrüse, vor allem aber im Adenom selbst ausbilden. Wir müssen unterscheiden zwischen akuten Prozessen, hier praktisch fast gleichbedeutend mit Abszeßbildung, und der chronischen Entzündung. Diese ist, wenn eine Harninfektion besteht, insbesondere wenn der Dauerkatheter schon einige Zeit liegt, wohl stets als vorhanden anzunehmen. Jede lokale Behandlung wie Massage oder Arzberger ist wegen der hier oft vorhandenen Thrombophlebitis im periprostatischen Venenplexus, insbesondere im subakuten Stadium, besser zu unterlassen. Jod oder Ichthyolzäpfchen sind gestattet. Die klinischen Symptome sind kaum nennenswert, wenn überhaupt vorhanden. Selten nur kommen chronische abszedierende Eiterherde vor, bei denen der Druck auf die Prostata zu einem reichlichen Abfluß rein eitrigen Sekrets führt.

Auch die eigentlichen Abszesse in der Hypertrophie geben sehr verschiedenartige klinische Bilder. Das eine Mal das des typischen Prostataabszesses, wie er schon früher (Seite 7) geschildert wurde. Hier darf man aber nicht darauf rechnen, eine Fluktuation nachzuweisen; stärkere Schmerzen im Damm, insbesondere gegen die Eichel ausstrahlend, hohes Fieber, eine Zunahme des Prostatatumors sollen zu möglichst baldigem Eingreifen veranlassen, das je nach dem Allgemeinzustand und der gemutmaßten Lage des Abszesses in der perinealen oder suprapubischen Eröffnung (hier eventuell kombiniert mit der Prostatektomie) besteht. Außerordentlich schwer wird aber die Diagnose, wenn es sich um eitrige Einschmelzungsherde handelt, bei denen von einer merkbaren Größenzunahme der vorhandenen Hypertrophie nicht gesprochen werden kann. In anderen Fällen wieder entwickeln sich kleine Abszesse mit nur geringen Temperatursteigerungen, gleichsam latent verlaufend, die erst bei der Ausschälung des Adenoms entdeckt werden.

2. Blutungen.

Abgesehen von den Blutungen, die beim Einführen von Instrumenten durch Verletzungen der Schleimhaut oder eines Adenomknotens entstehen, gibt es auch spontane Hämorrhagien, hervorgerufen entweder durch das Platzen eines Gefäßes der hyperämischen, das Adenom bedeckenden Schleimhaut oder aber durch einen gleichzeitig vorhandenen Blasentumor. Die Blutungen können so hochgradig sein, daß sich mächtige Blutgerinsel bilden, die dann von der Blase nicht entleert werden können und somit zu einer kompletten Harnverhaltung, der sogenannten Bluttamponade der Blase, Veranlassung geben.

In solchen Fällen trachten wir, einen Tiemannkatheter Nr. 20 oder 21 einzuführen und die Gerinsel durch Ansaugung mit einer Blasenspritze herauszubefördern. Gelingt dies nicht oder dauert die Blutung auch weiterhin an, so daß sich der eingelegte Dauerkatheter immer wieder verstopft, so müssen wir eine Blasenfistel mit Tamponade oder Umstechung der blutenden Stelle oder aber sogar die Enukleation des Adenoms vornehmen. In Fällen von Blutung hat sich die intramuskuläre Injektion von 10 Kubikzentimetern Clauden, die ohneweiters am gleichen Tage noch wiederholt werden kann, oft gut bewährt. Ebenso Blasenspülungen mit 1 bis 2%iger Stryphnonlösung. (Im Handel als 40 Kubikzentimeter-Fläschchen, wobei in 1 Kubikzentimeter 0,05 Gramm Stryphnon enthalten ist. Eine Mischung von 20 Kubikzentimetern der Handelslösung auf 100 Gramm Wasser stellt somit eine 1%ige Stryphnonlösung dar).

3. Steinbildung.

Die Harnstauung an und für sich, dazu die Unmöglichkeit der Prostatikerblase, selbst kleine Steinchen nach außen zu befördern, bringt es mit sich, daß wir ziemlich häufig Blasensteine bei Prostatahypertrophie vorfinden. Es handelt sich bei nicht infiziertem Harn nahezu stets um Uratsteine, selten nur um Oxalate, bei infiziertem Harn um reine Phosphat-Karbonat-Kalksteine oder um Urate, überzogen mit einem Mantel von Phosphaten.

Die Diagnose ist am besten cystoskopisch zu stellen. Am Röntgenbild geben die harnsauren Steine ja bekanntlich keine Schatten. Nur mittels des Blasenspiegels können wir die Zahl und Größe der Konkremente feststellen, die Gestaltung des Blasenhalses erkennen, ob das Adenom stark vorragt, ob die Steine in einem tiefen Recessus retroprostaticus, in Ausbuchtungen der Blase oder gar in einem echten Divertikel liegen. Erst diese Kenntnisse ermöglichen es uns, eine Entscheidung über die einzuschlagende Behandlung zu fällen.

Therapie. Ist der Harn klar, ist der Restharn gering, ragt das Adenom nicht zu weit in die Blase und liegen die Steine frei, dann sollen wir uns zur Lithotripsie nach vorangegangener Vasoligatur entschließen. Liegt dagegen die Indikation zur Prostatektomie nahe, dann wird uns eine Steinbildung rascher zu ihr drängen: bei infiziertem Harn, aber auch bei klarem größeren Restharn müssen wir uns ja vorstellen, daß es auch nach Entfernung der Steine rasch zu einem neuerlichen Konkrementwachstum kommen könnte; in solchen Fällen wäre die konservative Steinzertrümmerung unzweckmäßig.

Die in Lokalanästhesie durchzuführende Zertrümmerung des Steins mit nachfolgender Auswaschung der Steintrümmer ist als eine nahezu ungefährliche Operation anzusehen, deren Mortalität zirka 1% beträgt (hervorgerufen durch eitrige Komplikationen).

Liegt die Notwendigkeit der Prostatektomie vor, so kann ein größerer Blasenstein eine längere Dauerkatheterbehandlung sehr erschweren, ja geradezu unmöglich machen. Denn bei einer durch den Katheter leer erhaltenen Blase kann der dann aufs Trigonum gepreßte Stein starke Reizerscheinungen wie Blutungen und Blasenkrämpfe hervorrufen; die Blasenkrämpfe bringen den Katheter immer und immer wieder aus seiner richtigen Lage, in manchen Fällen stoßen sie ihn geradezu aus der Blase heraus. Bei solchen Kranken müssen wir uns dann zur zweizeitigen Prostatektomie entschließen, entfernen beim I. Akt, der Cystostomie, den Stein und schließen den II. Akt je nach der rascheren oder langsameren Erholung der Nierenfunktion nach kürzerer oder längerer Zeit an.

4. Kongenitales Blasendivertikel.

Ohne auf die nicht völlig geklärte Ätiologie einzugehen sei nur erwähnt, daß die Ausbildung eines Divertikels stets eine Entleerungsbehinderung des Harns voraussetzt. Es ist somit durchaus verständlich, daß wir bei der Prostatahypertrophie einem **primären kongenitalen Divertikel** nicht so selten begegnen. Finden sich bei einem Kranken diese beiden Veränderungen vor, so ist die **Entfernung beider Veränderungen** unerläßlich, um eine spontane restharnfreie Blasenentleerung wiederherzustellen. Man kann die Operation, Ektomie des Divertikels und des Adenoms, in einer oder in zwei Sitzungen vornehmen.

Die Diagnose des **Vorhandenseins** eines Divertikels wird durch die Blasenspiegelung gestellt; die **Größe** des Divertikelsackes ist nur durch Röntgendurchleuchtung und Aufnahme der mit einer schattengebenden Lösung gefüllten Blase zu stellen (Abbildung 18).

Operative Behandlung der Prostatahypertrophie.

Haben wir durch eine Drainagebehandlung den Patienten in einen stabilen Zustand zurückgebracht, ergibt die Reststickstoffbestimmung ein Sinken des Reststickstoffwertes, die Indigokarmininjektion eine Besserung der Blauausscheidung, so können wir uns überlegen, welcher Eingriff und in welchem Zeitpunkt in dem betreffenden Fall in Frage kommt. Daß die ständige Katheterbehandlung, das sogenannte **Katheterleben**, nicht als ein endgültiger Zustand angesehen werden darf, muß uns vollkommen klar sein. Nicht nur, daß wir auf diese Weise den Patienten zu einem Krüppel stempeln, setzen wir ihn auch größeren Gefahren aus, wissen wir doch, daß die Mortalität der ein Katheterleben

führenden Prostatiker innerhalb weniger Jahre eine ganz erschreckend hohe ist, zumeist verursacht durch infektiöse Komplikationen im Urogenitaltrakt. Ein den freien Harnabfluß wiederherstellender Eingriff ist daher keinesfalls zu umgehen. Es stehen uns hiefür drei operative Verfahren zur Verfügung:
1. Die einzeitige,
2. die zweizeitige suprapubische Prostatektomie,
3. die endovesikalen, transurethralen Operationen. (Die von uns nicht geübte perineale Prostatektomie soll hier übergangen werden).

1. Die einzeitige Prostatektomie.

Die einzeitige suprapubische Prostatektomie ist für uns die Operation der Wahl, wir ziehen sie bei weitem der zweizeitigen Prostatektomie vor, die wir nur dann ausführen, wenn wir aus besonderen Gründen (Seite 85) dazu gezwungen sind. In Lokalanästhesie wird eine Längsinzision durch Haut und Faszie über der Symphyse angelegt, die Musculi recti stumpf auseinandergedrängt, das Peritoneum kranialwärts abgeschoben und die Blase eröffnet. Die das Adenom überdeckende Schleimhaut wird zirkulär durchschnitten und nun das Adenom aus seiner „Kapsel" (siehe Seite 23) ausgeschält, so etwa, wie die Frucht einer Mandarine aus ihrer Schale (Abbildungen 21 bis 23). Die Schleimhaut der Harn-

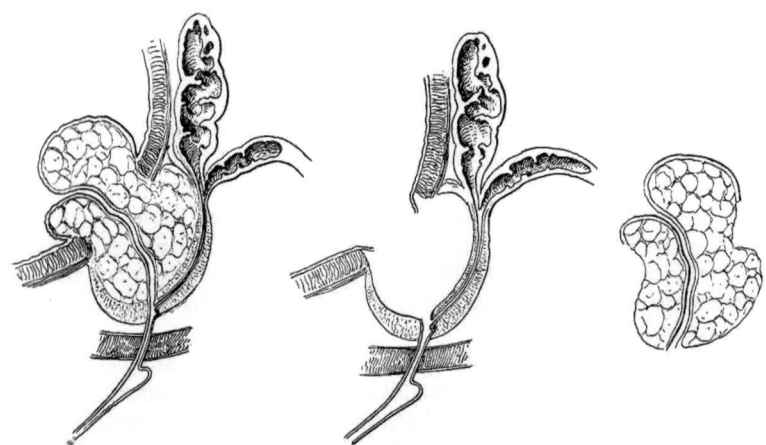

Abbildung 21.   Abbildung 22.   Abbildung 23.
Abbildung 21: Prostatahypertrophie. Abbildung 22: Prostatawundbett nach Ausschälung des Prostataadenoms. Abbildung 23: Enukleiertes Adenom; der mitentfernte Teil der Harnröhren- und Blasenschleimhaut ist deutlich zu ersehen.

röhre am unteren (peripheren) Ende des Adenoms wird quer durchrissen. Es wird somit bei der Enukleation stets auch jenes Stück der Harnröhre mit entfernt, das durch das Adenom hindurchzieht. Die Epithelisierung der Prostatawundhöhle (loge prostatique, siehe Abbildung 22) geht von den Schleimhauträndern des Blasenhalses und der Harnröhre aus; das Prostatawundbett verkleinert sich überdies durch Schrumpfung. Ob ein Tampon in das Prostatektomiewundbett eingelegt, ob Umstechungen oder Blutstillungsnähte angelegt werden oder nicht, hängt von der Stärke der Blutung ab. Auf jeden Fall wird durch ein daumendickes Rohr, das durch die Blasenwand suprapubisch herausgeleitet wird, die Blase drainiert; nach 2 bis 5 Tagen wird das Rohr entfernt und der Harn fließt dann durch den auch während der Operation nicht entfernten Dauerkatheter ab. Der vollständige Schluß der Blasenwand tritt 10 bis 20 Tage nach der Operation ein, eine ständige Fistelbildung ist bei richtig durchgeführter Operation niemals zu beobachten. Am 8. bis 10. Tage wird der Patient aus dem Bette herausgesetzt. Die Mortalität dieser Operation schwankt bei den einzelnen Operateuren und den einzelnen Stationen in verhältnismäßig großen Grenzen; sie ist einerseits abhängig von der Art des Krankenmaterials, ob die Prostatiker in einem frühen oder einem sehr späten Stadium ihrer Krankheit eingeliefert werden, anderseits von der mehr oder minder weitgehenden Indikation zur Vornahme des Eingriffes. Im allgemeinen kann man sagen, daß die Prostatektomie, von entsprechend geschulter Seite vorgenommen und nach entsprechend sorgfältiger und längerer Vorbereitung ausgeführt, eine Mortalität zwischen 5 und 10% besitzt. (Unter 60 aufeinanderfolgenden eigenen Prostatektomien waren drei Todesfälle zu beklagen, was einer Mortalität von 5% entspricht. Ein Fall starb an Embolie, ein Fall an Pneumonie und ein Fall an Herzinsuffizienz.) Die Prostatektomie ist daher nicht als ein überaus gefährlicher Eingriff zu klassifizieren. Wenn dagegen durch Statistiken nachgewiesen ist, daß von den ein Katheterleben führenden Prostatikern 35 bis 50% innerhalb zweier Jahre ihrem Leiden erliegen, so fällt uns die Wahl der einzuschlagenden Behandlungsart wohl nicht schwer.

Die funktionellen Resultate sind als ganz ausgezeichnete zu bezeichnen. Daß eine Fistelbildung niemals vorkommt, wurde schon erwähnt. Aber auch eine leichte, restharnfreie Blasenentleerung kann nach der suprapubischen Prostatektomie geradezu verbürgt werden.

Die Vorbedingungen zur Vornahme der einzeitigen Prostatektomie sind:

1. Eine entsprechende Nierenfunktion und

2. ein genügend guter Allgemeinzustand bei Fehlen schwerer Schädigungen anderer Organsysteme.

Über die Ergebnisse, die die Nierenfunktionsprüfungen liefern müssen, damit wir den Patienten als geeignet für die einzeitige Prostatektomie ansehen können, wurde schon auf Seite 58 berichtet. Der Grenzwert des Reststickstoffs ist 50 Milligrammprozent, doch erscheint es wünschenswert, ihn auf mindestens 40 Milligrammprozent herabzudrücken. Im Verdünnungs- und Konzentrationsversuch muß der Unterschied zwischen höch-

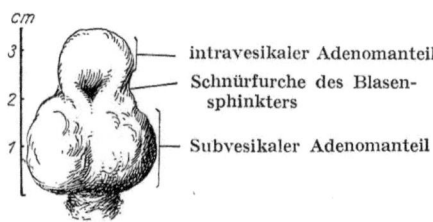

Abbildung 24. Kleines, nur 3 Zentimeter hohes Prostataadenom, das eine komplette Harnverhaltung verursachte.

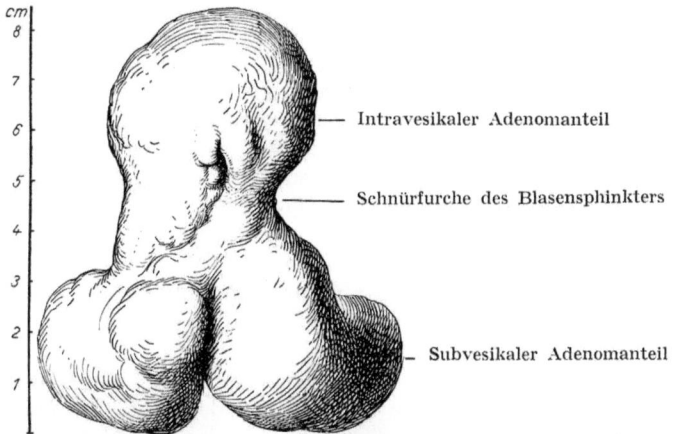

Abbildung 25. Mächtige, über 8 Zentimeter hohe Prostatahypertrophie eines Falles mit inkompletter Harnverhaltung. Der intravesikale Adenomanteil hat fast die ganze Blasenlichtung ausgefüllt. (Gleiche Verkleinerung wie Abbildung 24.)

stem und niedrigstem spezifischen Gewichte mindestens 15 betragen, eine gute Blaufärbung des Harns nach intravenöser Indigokarmininjektion soll nach spätestens 15 Minuten eingetreten sein. Die genannten Zahlen sind als absolute Grenzwerte anzusehen, wobei überdies noch zu bemerken ist, daß nicht sämtliche Werte stets völlig parallele Verschiebungen aufweisen; in solchen Fällen lassen sich aber keine allgemein gültigen Indikationen aufstellen. Hier muß in jedem Falle ganz individuell vorgegangen werden.

2. Die zweizeitige Prostatektomie.

Die Indikationen zur zweizeitigen Prostatektomie wurden ja bis zu einem gewissen Grade schon früher (Seite 85) bei Besprechung der Frage, in welchen Fällen der Dauerkatheter durch eine Blasenfistel ersetzt werden muß, vorweg genommen. Es hat sich daraus ergeben, daß wir die Blasenfistel und damit die zweizeitige Prostatektomie nur dann wählen, wenn der Katheter als solcher nicht vertragen wird oder zu lokalen Komplikationen Anlaß gegeben hat. Weiters wenn die Besserung der Nierenfunktion nach einigen Wochen Dauerkatheterbehandlung einen so geringen Fortschritt aufgewiesen hat, daß wir mit der Fortsetzung einer Drainagebehandlung auf längere, zunächst nicht bestimmbare Zeit rechnen müssen. Und schließlich, wenn Schädigungen des übrigen Körpers vorliegen, die es rätlich erscheinen lassen, den für den Patienten sicher gefahrloseren Eingriff in zwei Akten durchzuführen.

Aus dem letzten Satz ergibt sich aber für jeden zwangsläufig die Frage, warum wir nicht stets den gefahrloseren Weg der zweizeitigen Operation wählen? Die Antwort darauf ist, daß dann der Patient zwei Eingriffe vor sich hat und die Gefahren der postoperativen Komplikationen zweimal auf sich nehmen muß; das Krankenlager ist ein mindestens doppelt so langes und schließlich läßt die Heilung der Fistel nach dem zweiten Eingriff oft recht lange auf sich warten und macht, wenn auch nur ausnahmsweise, manchmal sogar einen dritten Akt, den operativen Fistelschluß, notwendig. Auch Gründe der Technik des Eingriffes, die hier zu erläutern zu weit führen würde, sprechen im gleichen Sinne. Die Richtigkeit all dieser Überlegungen, die als Methode der Wahl die einzeitige Prostatektomie fordern, hat sich auch aus der Geschichte ergeben. Die Einführung der zweizeitigen Operation am Beginne dieses Jahrhunderts hat einzelne Operateure, ja sogar die Urologen nahezu ganzer Länder veranlaßt, prinzipiell die einzeitige Operation zugunsten der zweizeitigen zurückzustellen. Und nun erleben wir in den letzten Jahren wieder das Umgekehrte: die Rückkehr zu dem von uns niemals verlassenen oben vertretenen Standpunkt.

Kontraindikationen gegen die Prostatektomie.

Kontraindikationen gegen eine Prostatektomie gibt es, seitdem diese auch zweizeitig ausgeführt werden kann, nicht viele: Vor allem sind es andere schwere oder unheilbare Erkrankungen, die jede Operation überhaupt verbieten, zum Beispiel elender, durch unsere Behandlung unbeeinflußbarer Kräftezustand des Patienten, nicht besserungsfähige Störungen der Nierenfunktion oder des Kreislaufsystems, schwere Lungenaffektionen, vorgeschrittene spinale Erkrankungen (Tabes), Karzinom in einem anderen Organ und ähnliches. Keine Kontraindikation ergibt der Diabetes; hier kann nach entsprechender Vorbereitung durch Insulin je nach dem Zustand der ein- oder zweizeitige Eingriff mit voller Aussicht auf Erfolg ausgeführt werden.

3. Die endovesikale Behandlung.

Zum Schlusse sei noch jene Behandlungsmethode besprochen, die ohne Eröffnung der Blase von der Harnröhre aus Teile des Adenoms auf elektrischem Weg entfernt. Mittels einer Elektrokoagulationssonde (es gibt deren eine ganze Reihe verschieden geformter) werden unter Leitung des Auges jene Teile der Adenomknoten, die die Harnröhre oder den Blasenhals verlegen, zerstört, es wird gleichsam eine Bresche in den von den Adenomknoten gebildeten, den Harnabfluß behindernden Wall gebrannt. Es gibt ferner noch die sogenannten, vor allem in Amerika in Gebrauch stehenden „Stanzinstrumente", die mittels eines scharfen oder elektrischen Messers Teile aus den Adenomknoten ausbeißen oder herausschneiden. Genauer soll auf diese erst im Erprobungsstadium befindliche Behandlungsart, über deren Indikationen ebenso viele Meinungen vorgebracht werden wie Autoren sich dazu äußern, hier nicht eingegangen werden. Auch wir verfügen über eine Reihe von Fällen, bei denen der freie Harnabfluß mittels dieser transurethralen Methode wieder hergestellt werden konnte, Fälle, bei denen eine Radikaloperation uns als ein allzugroßes Risiko erschien. Die Vorbereitung des Patienten muß auch zu diesem Eingriff eine ebenso sorgfältige sein wie zur Operation. Zur Erreichung des angestrebten Zieles sind oft mehrere Sitzungen in wochenlangen Abständen notwendig. Die Nachbehandlung dauert recht lange, da sich das nekrotisierte Gewebe ja erst abstoßen muß; häufige Blasenspülungen oder Dauerkatheter während dieser Zeit. Eine doppelseitige Samenstrangunterbindung ist hier natürlich unbedingt erforderlich. Wenn der Eingriff als solcher auch sicherlich als kleiner zu werten ist und keine unmittelbaren Gefahren mit sich bringt, so drohen dennoch hier vor allem durch die Möglichkeit infektiöser Komplikationen gewisse Gefahren, ebenso durch das Auftreten von Blutungen bei Abstoßen des Brandschorfes.

Abschließend soll über die transurethrale Prostataoperation gesagt werden, daß sie sicherlich als eine sehr aussichtsreiche Zukunftsmethode anzusehen ist, sich aber derzeit noch im Stadium der Erprobung und Weiterausbildung befindet.

Nachbehandlung und Resultate der Prostatektomie.

Zumeist wird wohl der Patient erst aus der Anstalt entlassen, bis seine Blasenfistel völlig geschlossen ist, er also wieder völlig frei urinieren kann. Nur ganz ausnahmsweise nach der einzeitigen, eher noch nach der zweizeitigen Operation kommt es vor, daß die suprapubische Fistel sich wieder öffnet; da genügt es, für eine Woche den Dauerkatheter einzulegen, vielleicht auch die Fistel mit einem langen Argentum nitricum-Stift in ihrer ganzen Ausdehnung zu kauterisieren oder mit einem kleinen scharfen Löffel auszukratzen, um den Fistelschluß wieder herbeizuführen.

Die normale Nachbehandlung besteht in Blasenspülungen, die zweimal wöchentlich durchzuführen sind. In Fällen, in denen die Harntrübung erst kurze Zeit vor der Operation bestand, wird es uns gelingen, den Harn vollständig zu klären, in den anderen Fällen werden wir uns mit einem nur mehr leicht getrübten Harn begnügen müssen. Von gutem Erfolg hinsichtlich der Harnklärung sind Prostata- und Samenblasenmassagen, die jedoch nicht früher als vor der 6. Woche nach der Operation beginnen sollen, da ja erst zu dieser Zeit mit einer Epithelisierung des Prostatawundbettes zu rechnen ist. In manchen Fällen ist diese mit Spülungen kombinierte Behandlung von einer raschen Harnklärung gefolgt. Es ist natürlich, daß wir in der Nachbehandlung auch auf die Harndesinfizientia nicht verzichten werden.

Die Diät, die wir den Patienten nach der Prostatektomie vorzuschreiben haben, richtet sich ganz nach der Art der vorhandenen Nierenschädigung; fehlt eine solche oder ist sie nur gering, so kann die Auswahl der Nahrung dem Patienten völlig überlassen werden. Ansonsten ist eine Beschränkung der Fleisch- und auch der Salzzufuhr rätlich.

Die rektale Untersuchung ergibt eine vollständig normal große Prostata, ein Beweis, daß nach Entfernung des sie komprimierenden Adenoms eine Regeneration der vorher druckatrophischen Vorsteherdrüse eingetreten ist. Die Miktion geht leicht vonstatten, ein Restharn fehlt nach einer richtig durchgeführten Prostatektomie. Eine Insuffizienz der Schließmuskulatur und damit ein Harnträufeln kommt nach der suprapubischen Operation außer zuweilen in den ersten Tagen niemals vor.

Die Erholung nach der Operation, die erst nach 3 bis 6 Monaten ihren Höhepunkt zu erreichen pflegt, ist zumeist eine sehr ausgesprochene, oft eine so auffallende, daß geradezu von einer Verjüngung nach der Prostatektomie gesprochen werden kann. Rezidive nach einer Prostatektomie kommen nur dann vor, wenn die Enukleation eine unvollständige war; so z. B. wenn etwa kleinste, oft kaum erbsengroße, wandständige Adenomknötchen bei der Revision der Wundhöhle nach der Ausschälung übersehen wurden. Doch ist dieses Ereignis glücklicherweise so selten, daß praktisch damit kaum gerechnet werden muß.

Das Prostatakarzinom.

Beim Prostatakrebs haben wir zwei grundsätzlich verschiedene Formen zu unterscheiden, je nachdem das Karzinom seinen Ausgangspunkt nimmt von der eigentlichen Prostatadrüse oder von einem Prostataadenom.

a) *Der eigentliche Prostatakrebs*, der sich in der Vorsteherdrüse selbst entwickelt, entsteht niemals vor dem 40. Lebensjahr, am häufigsten im sechsten Lebensjahrzehnt. In praktischer Hinsicht ergibt sich aus diesen Zahlen, daß wir bei Prostatatumoren vor dem 60. Lebensjahr eher an ein Karzinom als an eine gutartige Hypertrophie zu denken haben. Die Hauptgefahr dieses Krebses ist seine besondere Neigung zu Metastasierung; selbst kleinste Krebsknoten, die zu keinerlei Störungen der Harnentleerung geführt haben, sich also vom Patienten völlig unbemerkt entwickeln, ja selbst bei rektaler Palpation oft dem Nachweis entgehen, können zu multiplen Tochtergeschwülsten Veranlassung geben, und zwar vor allem in den Drüsen des kleinen Beckens und in denen längs der großen Gefäßstämme. Der Lieblingssitz der Fernmetastasen ist aber das Knochensystem und hier wieder vor allem das Kreuzbein, die Beckenknochen und die untere Wirbelsäule, dann weiter die Rippen und die Oberschenkelknochen. Einer großen Statistik zufolge zeigen nahezu ein Drittel aller Prostatakarzinome bereits Knochenmetastasen in dem Momente, da sie in ärztliche Beobachtung kommen. Viel seltener sind Tochtergeschwülste in Leber, Nieren und Haut. Es geht daraus hervor, daß einerseits der röntgenologische Nachweis von Knochenmetastasen uns immer an einen Prostatakrebs denken lassen muß und anderseits, daß wir in Fällen von nachgewiesenem Prostatakrebs oder bei Verdacht auf einen solchen stets Röntgenaufnahmen des Skelettes anfertigen lassen sollen.

Hinsichtlich seiner lokalen Verbreitung lassen sich zwei

Typen unterscheiden, die aber wahrscheinlich nichts anderes als verschiedene Stadien oder ein individuell verschieden rasches Wachstum des Krebses darstellen dürften. In dem einen Falle bleibt das Karzinom mehr oder minder auf die Prostatadrüse beschränkt, wobei freilich zumeist ein Übergreifen auf die Blasenmuskulatur eintritt; in dem anderen Falle wächst das Karzinom außerordentlich rasch in den Lymphbahnen des Beckenbindegewebes fort, so daß dann bald das ganze Beckenbindegewebe von einem brettharten, unverschieblichen Infiltrate mit höckriger Oberfläche erfüllt ist (sogenannte „Carcinose prostato-pelvienne"), in dem Blasenboden, Prostata und Samenblasen, voneinander kaum abgrenzbar, gleichsam eingemauert liegen.

Die Störungen der Harnentleerung sind bis zu einem gewissen Grad unabhängig von der oben geschilderten Ausbreitungsart des Tumors, sie können also völlig fehlen oder in verschieden hohem Grade vorhanden sein; in diesem Falle gleichen sie dann den bei der Prostatahypertrophie beschriebenen nahezu völlig. Verschieden vom Adenom ist aber die Ursache der Behinderung der Miktion, indem es nämlich hier zu einer wahren Strikturierung der Harnröhre durch das Karzinom kommt. Dementsprechend ist auch das Einführen eines Katheters oft ungleich schwieriger und man muß hier zu dünnen Instrumenten seine Zuflucht nehmen. Gelingt es nicht, einen Tiemannkatheter Nr. 13 oder 14 durchzuführen, so muß man einen sogenannten Strikturkatheter (das sind Seidengespinstkatheter mit einer dem Tiemannkatheter analogen Spitze, die jedoch nicht abgebogen, sondern gerade ist, siehe Abbildung 16e) Nr. 8 und 10 verwenden oder, wenn auch dieser nicht einzuführen ist, eine Blasenfistel anlegen.

Eine weitere, das Krankheitsbild des Karzinoms vom gutartigen Adenom unterscheidende Eigentümlichkeit ist auch noch in der Infiltration des Blasenbodens und damit auch der Uretermündungen gelegen; die daraus entstehende Stauung und Schädigung in einer oder beiden Nieren ist begreiflicherweise durch eine Dauerkatheterbehandlung nicht beeinflußbar.

Das klinische Bild ist vor allem beherrscht durch die Schmerzen, verursacht durch die karzinomatöse Infiltration oder Umscheidung von Nervenfasern oder Nervenstämmen. Die Schmerzen treten auf in der Harnröhre und im Damm, mit Vorliebe ausstrahlend in die Penisspitze, ferner in den Rücken (Kreuzschmerz) und in die Oberschenkel (ischiasähnliche Neuralgien). Hämaturien, intermittierenden Charakters, sind verhältnismäßig häufig (ohne aber von differentialdiagnostischer Bedeutung zu sein), vor allem dann, wenn es zu einer neoplasmatischen Infiltration der Blasenwand gekommen ist oder der Tumor schon in die Blasenlichtung vorgewachsen ist.

Die Diagnose ergibt sich aus der Berücksichtigung des geschilderten Erkrankungsbildes. Die rektale Palpation trägt dann zur Klärung bei, wenn wir einen oder mehrere harte Knoten im Gewebe der Prostata oder über ihre Oberfläche vorragend finden. Um so mehr, wenn die scharfe Begrenzung der Prostatadrüse bereits verlorengegangen ist, wenn sich eine harte Infiltration auf einer oder beiden Seiten gegen das knöcherne Becken zu erstreckt und die Drüse unverschieblich fixiert. Verlötungen der Rektalschleimhaut mit der Prostata kommen vor, selten sind karzinomatöse Ulzerationen. In weit vorgeschrittenen Fällen kann es auch zu einer krebsigen Umscheidung und damit Stenosierung des Mastdarmrohres kommen. Besonders hat man bei der Palpation auf die Gegend kranial der Prostata zu achten, da, wie oben schon erwähnt, gerade hier, in der Gegend zwischen den Samenblasen, das Karzinom oft zu allererst die Prostatagrenze überschreitet (Differentialdiagnose siehe Seite 54).

Therapie. Das Karzinom der eigentlichen Prostatadrüse ist mittels Röntgen- und Radiumbestrahlung zu behandeln, es wird wohl selten so frühzeitig in Beobachtung kommen, daß eine radikale Operation Aussicht auf Erfolg verspricht.

Liegen Störungen der Harnentleerung höheren Grades vor, so ist hier die suprapubische Blasenfistel die Methode der Wahl.

Über die Resultate der Bestrahlungstherapie sind die Meinungen noch recht geteilt; von gutem Erfolg jedoch hat sie sich auf die durch Nervenkompression hervorgerufenen Schmerzen erwiesen, so daß sie zu diesem Zweck unbedingt stets herangezogen werden muß.

Dauerheilungen werden nur selten zu erreichen sein.

b) Die zweite häufigere Form des Prostatakrebses ist ein *malignes Wachstum in einem Prostataadenom*; ungefähr 65% aller Prostatakrebse gehören in diese Gruppe. Die Häufigkeit malignen Wachstums in einer Prostatahypertrophie ist erschreckend hoch, die Zahlen schwanken hier zwischen 10 bis 20%.

Das klinische Bild ist in jenen Stadien, in denen das krebsige Wachstum noch nicht oder noch nicht hochgradig über das Adenom hinaus auf die eigentliche Prostata und das Beckenbindegewebe übergriffen hat, vollständig dem der gutartigen Hypertrophie gleich. Hat es dagegen schon diese Grenzen überschritten, so finden wir auch hier die gleichen Schmerzen wie bei dem eigentlichen Prostatakrebs.

Bei dem *in einer Prostatahypertrophie sich entwickelnden Karzinom* kann man, freilich etwas willkürlich, *drei Stadien* unterscheiden:

1. Die Hypertrophie fühlt sich rektal völlig gutartig an. Erst bei der Operation (schwierige Ausschälung!) oder sogar erst bei der mikroskopischen Untersuchung der völlig unverdächtig aussehenden Adenomknoten lassen sich Stellen maligner Degeneration nachweisen;

2. der rektale Befund läßt wohl den Verdacht auf eine Malignität aufkommen, doch scheint das krebsige Wachstum räumlich noch auf das Adenom beschränkt zu sein, so daß eine suprapubische Ausschälung Aussicht auf Erfolg hat;

3. das Karzinom hat bereits auf die eigentliche Prostatadrüse übergegriffen oder ist sogar darüber hinaus gewuchert.

Die Diagnose ist hier vor allem auf der rektalen Untersuchung begründet. Die beginnende karzinomatöse Umwandlung des Adenoms manifestiert sich, wenn sie ihren Ausgangspunkt an der Peripherie des Tumors hat oder diese in ihrem Wachstume bereits erreichte, in Veränderungen und Verhärtungen der Oberfläche der Hypertrophie, die im Gegensatze zum gutartigen Tumor oft auch einen deutlichen Unterschied in der Größe der beiden Lappen aufweist. In dem sonst gleichmäßig sich anfühlenden, weichen oder derbelastischen Tumor sind einzelne steinharte Stellen eingesprengt, die zuweilen eine ausgesprochene Druckschmerzhaftigkeit aufweisen. Oder aber die sonst völlig gleichartige Oberfläche weist einzelne darüber hinausragende Knötchen oder Knoten auf. Auch diese Knoten zeichnen sich stets durch eine besondere Härte aus. In vorgeschrittenen Fällen wird ein Griff auf den harten höckrigen Tumor die Diagnose sichern. In den Anfangsstadien dagegen, in denen nur geringe Veränderungen der Konsistenz oder Oberflächenbeschaffenheit vorliegen, kann man leicht in diagnostische Schwierigkeiten kommen. Leider muß man sagen, daß hier ein Verdacht auf Karzinom nahezu stets mit der sicheren Diagnose zusammenfällt.

Ist das Karzinom bereits über die Prostata hinausgewachsen, so ist dann auch hier die scharfe Abgrenzung des Tumors und seine Beweglichkeit verlorengegangen. Bezüglich der Rektalschleimhaut gilt das gleiche wie beim eigentlichen Prostatakrebs.

Ischialgien ebenso wie starke Rückenschmerzen bei einer Prostatavergrößerung müssen stets den Verdacht auf eine maligne Umwandlung hervorrufen.

Therapie. Der Verdacht auf eine maligne Umwandlung in einem Prostataadenom gibt ganz unabhängig, ob ein Restharn vorliegt oder nicht, eine unbedingte Indikation zur Enukleation, allerdings nur insolange, als wir entsprechend dem rektalen Befund mit einer Ausschälbarkeit des Tumors rechnen können.

Hat dagegen der Krebs schon auf die eigentliche Drüse und gar auf die Umgebung übergegriffen, so hängt die Therapie von dem Ausmaß der Miktionserschwerung, der Größe und dem Infektionszustand des Restharns ab. Dauerkatheter (nach doppelseitiger Vasoligatur), transurethrale Maßnahmen (siehe Seite 103) oder Cystostomie sind hier je nach der Art des Falles heranzuziehen. Röntgen- und Radiumbestrahlung (Radium vom Rektum und von der Harnröhre aus, von der perineal freigelegten Prostata mittels Radiumnadeln oder der eröffneten Blase aus) sind in geeigneter Weise anzuwenden.

Sachverzeichnis.

(C siehe auch K und Z.)

Abrodil 57
Abszesse in der Hypertrophie 96
Acifact 72
Adenom 23, 66
Agoleum 73
Alkali-Säure-Kur 73
Alkalisieren des Harns 71
Alkoholgenuß 70
Ammon. chlorat. 72
Ampullen 2
Anatomie der Prostata 1
Anurie 37
Arbeitshypertrophie des Detrusor 29
Arzbergerscher Apparat 8, 75
— Spülungen, heiße 14
Atrophie der Prostata 15
Austreibemuskel 37

Balkenblase 28, 29
Befestigung des Dauerkatheters 87
— des Pezzer-Katheters 91
Behandlung der Prostatahypertrophie 65
— endovesikale 103
— konservative 65, 78
— vorbereitende 81
Behandlungsgruppen der Prostatahypertrophie 67
— erste 68
— zweite 73
— dritte 79
Belladonnazäpfchen 75
Bicoudé 49
Blasenbild 57
—divertikel 98
— — primäres 57, 98
— — sekundäre 29, 57
—entleerung 51, 53
—fistel 85, 91
—halssklerose 16
—instillationen 73
—krämpfe 7

Blasenpunktion, kapilläre 50
—spiegelung 56, 69
—spülungen 73, 83, 89
—steine 56, 97
—überdehnung 38
Blutdruck 40, 41
Bluttamponade der Blase 96
Blutungen 96
Bor 73

Chromozystoskopie 59
Chronische Harnvergiftung 39
Coliinfektion 72
Corpora amylacea 3
Coudé 49
Coup foudroyant 36
Cylotropin 73, 94
Cystitis 73
Cystochrom 59
Cystographie 56
Cystoradioskopie 57
Cystoskopische Untersuchung 55
Cystostomie 85

Dauerdrainage 82
Dauerkatheter 86, 95
Defäkationsprostatorrhoe 11, 17
Delbiase 75
Detrusor 29
Diabetes 5, 103
— insipidus 39
Diätvorschriften 69, 104
Divertikel, siehe Blasendivertikel
Diuretin 75
Diuretika 70
Dopplersche Operation 77
Dritte Behandlungsgruppe 79
Drittes Stadium 38
Druck des gestauten Harnes 82
Druckatrophie der Prostatadrüse 23
Druckentlastung des Harnsystems 81

Ductus ejaculatorii 1, 24
Durchspülungstherapie 84
Durstkur 71, 74

Eigenblutinjektionen 8, 85
Einführung des Katheters 47, 48
Einzeitige Prostatektomie 61, 99
Eiweißprobe 45
Endovesikale Behandlung der Prostatahypertrophie 103
Entfernung, probeweise 79
Entleerung der Blase 51
Entleerungsstörung 67
Enukleation 108
Epididymitis 43, 76, 95
Epithelien der oberen Harnwege 45
Erhöhter Blutdruck 30, 41
Erschlaffung des Austreibemuskels 37
Erschwerung der Miktion 42
Erste Behandlungsgruppe 68
Erstes Stadium 32
Erweiterungen der Harnröhre, kongenitale 20
— retrostrikturale 20
— spinale 20
Eupaverin 75
Expression der Prostata 72
— der Samenblasen 72
Expressionsbehandlung 13
Extractum Belladonnae 75

Falscher Weg 28, 75
Fausse route 28, 75
Fettembolie 57
Fistelschluß 102
Fleischnahrung, Widerwillen gegen 42
Fleurantscher Troikart 50
Folgen der Prostatahypertrophie 28
Frühoperation 66
Füllungsdefekte 58
Funktionsbreite der Nieren 34, 63

Gastroenteritis 39
Gelamon 72
Gesamtnierenfunktion 59
Geschlechtstätigkeit 14, 22, 71
Gewicht, spezifisches 45, 52, 62
Grundzüge der Behandlung der Prostatahypertrophie 67
Gummikatheter 48
Gummirezipient 91

Guyon-Katheter 13, 48
Guyonsche Einteilung 32

Hämaturie, terminale 7, 21
Hämorrhoiden 33
Harndurchbruch 39
Harninfektion 72, 82
Harnretention, siehe Retention
Harnröhrenerweiterung 20
Harnröhrensteine 20
Harnsand 71
Harnsäuerung 72, 73, 90
Harnsperre 7, 78
Harnstauung 46, 51, 69, 82
Harntrübung 81
Harnuntersuchung 44
Harnvergiftung 39
Harnverhaltung, komplette 32, 37, 78
— Differentialdiagnose 50
Harnverluste, unwillkürliche 38
Hernien 43
Hexamethylentetramin 72, 90, 94
Hyperämie, kongestive 82
Hypertrophie, siehe Prostatahypertrophie
Hyposthenurie 34

Ichthyolzäpfchen 14
Incontinentia paradoxa 32, 38
Indigokarminprobe 59
Infektion des Harnes 36
Infektiöse Komplikationen 93
Initialstadium 32
Innendrüse der Prostata 24
Innere Sekretion 4
Innerer Schließmuskel 28
Insuffizienz der Nieren 35, 64, 80
— des Ureterverschlusses 58
Intravesikale Prostatahypertrophie 25, 26
Ischalgien 108
Isosthenurie 35
Isthmus prostatae 1

Janet-Spülung 13
Jodzäpfchen 14

Kapilläre Blasenpunktion 50
Kapsel der Prostata 23
Katheter 43
— Einführung des 46, 49
— fieber 36, 49, 75
— form 47

Katheterharn 4
— korb 88
— leben 98, 100
— spanner 92
— sterilisation 47
— Untersuchung mittels 46
— Wahl des 47
Katheterismus 30
— Technik des 46
Knochenmetastasen 56, 105
Kokkeninfektion 72
Kollargol 73
Kombinationsform 26
Komplette Harnverhaltung 32, 37, 79
Komplikationen, infektiöse 93
Kongenitales Blasendivertikel 98
Kongestion 37
Kongestive Hyperämie 82
Konkremente 56
Konservative Behandlung 65, 78
Konzentrationsfähigkeit 34
Konzentrationsversuch 62
Kreislaufsystem 84
Kreuzschmerzen 11
Kühlsonden 75

Lithotripsie 92
Lues des Zentralnervensystems 42
Luftcystographie 56, 58

Magenkarzinom 39
Magnesium chloratum 75
Maligne Prostataadenome 66, 107
Mercier-Katheter 48
Metallkatheter 49, 87
Metallsonden 75
Methylenblau 44
Miktionserschwerung 42
—prostatorrhoe 11, 17
Mittellappenhypertropnie 26, 55

Nachbehandlung nach Prostatektomie 104
Natriumphosphat 90
Nelaton-Katheter 48
Neosalvarsan 72
Neotropin 73
Nierenbecken 94
Nierenbeckenepithelien 45
Nierenfunktionsprüfung 58
—störung 42, 79
Nierenparenchymschädigung 30
Nierenschädigung 52, 64, 79, 80

Nierenstarre 35
Nykturie 33, 70

Oberen Harnwege, Epithelien der 45
Orificium internum 28
Oxysäuren 61

Papaverin 75
Paradoxe Inkontinenz 32, 38
Parenterale Eiweißtherapie 8
Periprostatitis 6, 10
— chronische 16
Periurethrale Drüsen 23
Periurethrales Infiltrat 93
Perparin 75
Pezzer-Katheter 48, 91
— Wechsel 92
Phenole 61
Phosphorsaures Natrium 90
Pollakisurie 21, 33, 42
Polydipsie 35, 38
Polyurie 33, 40
Prämonitorisches Stadium 32
Präspermatischer Teil der Prostata 1, 25
Probeweise Entfernung des Katheters 79
Prostata 1
—abszeß 6, 9
—adenom 23, 54, 66
—anatomie 1
—atrophie 15
—drüsen 24
—eiterung, chronische 16
—expression 11, 72
—hypertrophie 22
— — Ätiologie der 30
— — Anamnese der 41
— — Behandlung der 65
— — Folgen der 27
— — gutartige 54
— — Operation der 98
— — Pathologische Anatomie 22
— — Untersuchung 43
— — Ursachen der 31
—kapsel 23
—karzinom 105
—kongestion 16
—massage 11, 13, 72
— — Kontraindikation der 21
—muskulatur 2
—palpation 3
—physiologie 3

Prostataring 1
—sarkom 55
—sekret 3, 11
—steine 18
— — endogene 18
— — falsche 18
— — exogene 18
— — wahre 18
— Tuberkulose der 3, 20
—tumor, Differentialdiagnose 54
—untersuchung 3, 53
—vergrößerung, siehe Prostatahypertrophie
Prostatisme sans prostate 15
Prostatektomie, perineale 99
— suprapubische 98
— einzeitige 61, 99
— zweizeitige 85, 98, 102
— Indikationen 78, 79, 81
— Kontraindikationen 102
— Nachbehandlung der 104
— Resultate der 104
— Vorbedingungen zur 100
— vorbereitende Behandlung 65, 81
Prostatitis 4
— akute 5
— aseptische 17
— catarrhalis 6
— chronische 10, 55
— follicularis 6
— glandularis 6
— hämatogene 4
— lymphogene 5
— metastatische 5
— parenchymatosa 6, 8
— sklerosierende 10, 15
— urogene 51
— zirkumskripte 15
Prostatorrhoe 17
Pyelitis 94
Pyurie 77

Radikaloperation 67
Recessus retroprostaticus 59
Recresal 90
Reizstadium 32
Renotrattabletten 85
Rektalsuppositorien 14
—untersuchung 3, 53
Residualharn, siehe Restharn
Resorption stickstoffhaltiger Stoffe 82
Restharn 7, 29, 33, 34, 51

Restharn, infizierter 35, 93
Reststickstoff 84
Reststickstoffbestimmung 60
Resultate der Prostatektomie 104
Retention, akute 49
— der Abbauprodukte 35
— inkomplette 33, 46
— komplette 46
Retrospermatischer Teil der Prostata 1
Rivanol 73
Röntgenbestrahlung 22, 67, 76, 81
—untersuchung der Prostata 56
Rückstauung des Harnes 30, 83

Samenblasen 2
—befund 12
—erkrankungen 5
—expression 13, 72
Samenhügel 2, 25
Schädigung der Nierenfunktion 42, 79
Schlackenretention 84
Schließmuskel bei Prostatahypertrophie 28
Schrittweise Entleerung 52
Schrumpfniere 39
Sedimentuntersuchung 44
Seidengespinstkatheter 48
Seitenlappen 1
—hypertrophie 25, 26
Sklerose des Blasenhalses 16
Spermatocystitis 5
Spermatorrhoe 17
Spezifisches Gewicht 45, 52, 62
Sphincter internus 24
Sphinkterring 55
Spülmittel 73, 89
Stadien der Prostatahypertrophie 32
Stadium, erstes 32
— zweites 33
— drittes 38
Stagnierender Harn 36
Starre des Blasenhalses 16
Steinbildung 56, 71, 97
Stickstoffgehalt des Blutes 35
Striktur 17, 106
—katheter 47
Strychninpillen 72, 84
Stryphnon 97
Stuhlstörungen 40
Subvesikale Prostatahypertrophie 25, 26

Hryntschak, Prostata 8

Sulcus prostatae 1
Suprapubische Blasenfistel 85
Suprasymphysäre Blasenpunktion 50
Systemerkrankung 30

Tabellen zum Verdünnungskonzentrationsversuche 64
Technik der Blasenfistelbehandlung 91
— des Dauerkatheters 86
— des Fistelschlusses 102
Terminale Hämaturie 7
Thorotrast 57
Thrombophlebitis 7
Thrombosen 7
Tiemann-Katheter 47
Tierkohle 85
Torpor renalis 35
Trabekelblase 29, 58
Transurethrale Behandlung der Prostatahypertrophie 103
Trinkkuren 70
Trüber Harn 77, 81
Tuberkulose der Prostata 20

Überdehnung des Austreibemuskels 37
— der Blase 32, 38
Übergangsfalte 55
Überlaufen der Blase 32, 38
Untersuchung, äußere 43
— der Prostata 4, 56
— des Prostatasekretes 11
— cystoskopische, der Prostatahypertrophie 55
Unwillkürliche Harnverluste 38
Urämie 40
Urate im Harn 71

Urethra prostatica 2, 27
Urethrale Prostatadrüsen 24
Urethritis posterior gonorrhoica 7
— bei Dauerkatheter 87, 93
Urethrorrhoea ex libidine 17
Uropoetisches System 30
Uroselektan 57
Urosepsis 36, 40
Urotoxämie 39
Urotropin 71, 73, 94

Variationsbreite der Nieren 34
Vas deferens 2
Vasoligatur 67, 73, 77, 95
Verdünnungs-Konzentrations-Versuch 61, 64, 97
Verjüngung durch Prostatektomie 105
Verschlechterung der Hämorrhoiden 33
Verweilkatheter, siehe Dauerkatheter
Vorbereitende Behandlung 65, 81
Vorsteherdrüse, siehe Prostata 1

Wechsel des Pezzer-Katheters 92
Weichgummikatheter 87
Widerwille gegen Fleisch 42

Xanthoproteinreaktion 41, 61

Zungenbefund 43
Zweite Behandlungsgruppe 73
Zweites Stadium 33
Zweizeitige Prostatektomie 85, 102
Zystitis 73
Zystographie 56
Zystoradioskopie 57
Zystoskopie 56

Verlag von Julius Springer, Wien und Berlin

Bücher der Ärztlichen Praxis

Band 1: **Die Anfangsstadien der wichtigsten Geisteskrankheiten.** Von Prof. Dr. **A. Pilcz.** Mit 3 Abb. 62 S. RM 1,70
Band 2: **Der Schlaf, seine Störungen und deren Behandlung.** Von Prof. Dr. **O. Marburg.** Mit 3 Abb. 52 S. RM 1,50
Band 3: **Die akute Mittelohrentzündung.** Von Prof. Dr. **O. Mayer.** Mit 3 Abb. 52 S. RM 1,50
Band 4: **Diphtherie und Anginen.** Von Prof. Dr. **K. Leiner** und Dr. **F. Basch.** Mit 1 Abb. 84 S. RM 2,50
Band 5: **Krämpfe im Kindesalter.** Von Prof Dr. **J. Zappert.** 54 S. RM 1,60
Band 6: **Glykosurien, renaler Diabetes und Diabetes mellitus.** Von Priv.-Doz. Dr. **H. Elias.** Mit 6 Abb. und 1 Taf. 94 S. RM 2,60
Band 7: **Die Behandlung der Verrenkungen.** Von Prof. Dr. **C. Ewald.** Mit 16 Abb. 44 S. RM 1,50
Band 8: **Die Behandlung der Knochenbrüche mit einfachen Mitteln.** Von Prof. Dr. **C. Ewald.** Mit 38 Abb. 102 S. RM 2,80
Band 9: **Gelbsucht.** Von Priv.-Doz. Dr. **A. Luger.** 99 S. RM 2,60
Band 10: **Störungen in der Frequenz und Rhythmik des Pulses.** Von Prof. Dr. **E. Maliwa.** Mit 4 Abb. 82 S. RM 2,60
Band 11: **Die Menstruation und ihre Störungen.** Von Prof. Dr. **J. Novak.** Mit 6 Abb. 98 S. RM 3,—
Band 12: **Darmkrankheiten.** Von Priv.-Doz.Dr. **W.Zweig.** 162 S. RM 4,60
Band 13: **Säuglingsernährung.** Von Prof. Dr. **A. Reuss.** Mit 8 Abb. 104 S. RM 3,—
Band 14: **Komatöse Zustände.** Von Priv.-Doz. Dr. **V. Kollert.** 51 S. RM 1,60
Band 15: **Diathermie, Heißluft und künstliche Höhensonne.** Von Priv.-Doz. Dr. **P. Liebesny.** Mit 30 Abb. 80 S. RM 2,80
Band 16: **Einführung in die Orthopädie für den praktischen Arzt.** Von Priv.-Doz. Dr. **G. Engelmann.** Mit 44 Abb. 94 S. RM 3,40
Band 17: **Sprach- und Stimmstörungen** (Stammeln, Stottern usw.). Von Prof. Dr. **E. Fröschels.** Mit 16 Abb. 71 S. RM 2,40
Band 18: **Hausapotheke und Rezeptur.** Von Prof. Dr. **L. Kofler** und Priv.-Doz. Dr. **A. Mayerhofer.** Mit 33 Abb. 192 S. RM 6,60
Band 19: **Die Nierenerkrankungen.** Von Priv.-Doz. Dr. **Hermann Kahler.** Mit 2 Abb. 104 S. RM 3,20
Band 20: **Magenkrankheiten.** Von Prof. Dr. **H. Schur.** Mit 8 Abb. 223 S. RM 6,60
Band 21: **Kosmetische Winke.** Von Prof. Dr. **O. Kren.** Mit 14 Abb. 141 S. RM 4,80
Band 22: **Allgemeine Therapie der Hautkrankheiten.** Von Priv.-Doz. Dr. **A. Perutz.** 131 S. RM 4,50
Band 23: **Lungen- und Rippenfellentzündung.** Von Prof. Dr. **K. Reitter.** Mit 4 Abb. 47 S. RM 2,—
Band 24: **Krampfadern.** Von Priv.-Doz. Dr. **L. Moszkowicz.** Mit 6 Abb. 34 S. RM 2,—
Band 25: **Die Differentialdiagnose der richtigen Augenkrankheiten und Augenverletzungen.** Mit einem Anhang über die Brillenbestimmung. Von Prof. Dr. **V. Hanke.** Mit 19 Abb. u. 3 Taf. 108 S. RM 4,—

ung auf der IV. Umschlagseite)

MIX
Papier aus verantwortungsvollen Quellen
Paper from responsible sources
FSC® C105338

If you have any concerns about our products,
you can contact us on
ProductSafety@springernature.com

In case Publisher is established outside the EU,
the EU authorized representative is:
**Springer Nature Customer Service Center GmbH
Europaplatz 3, 69115 Heidelberg, Germany**

Printed by Libri Plureos GmbH
in Hamburg, Germany